アーユルヴェーダ食事法

理論とレシピ

食事で変わる心と体

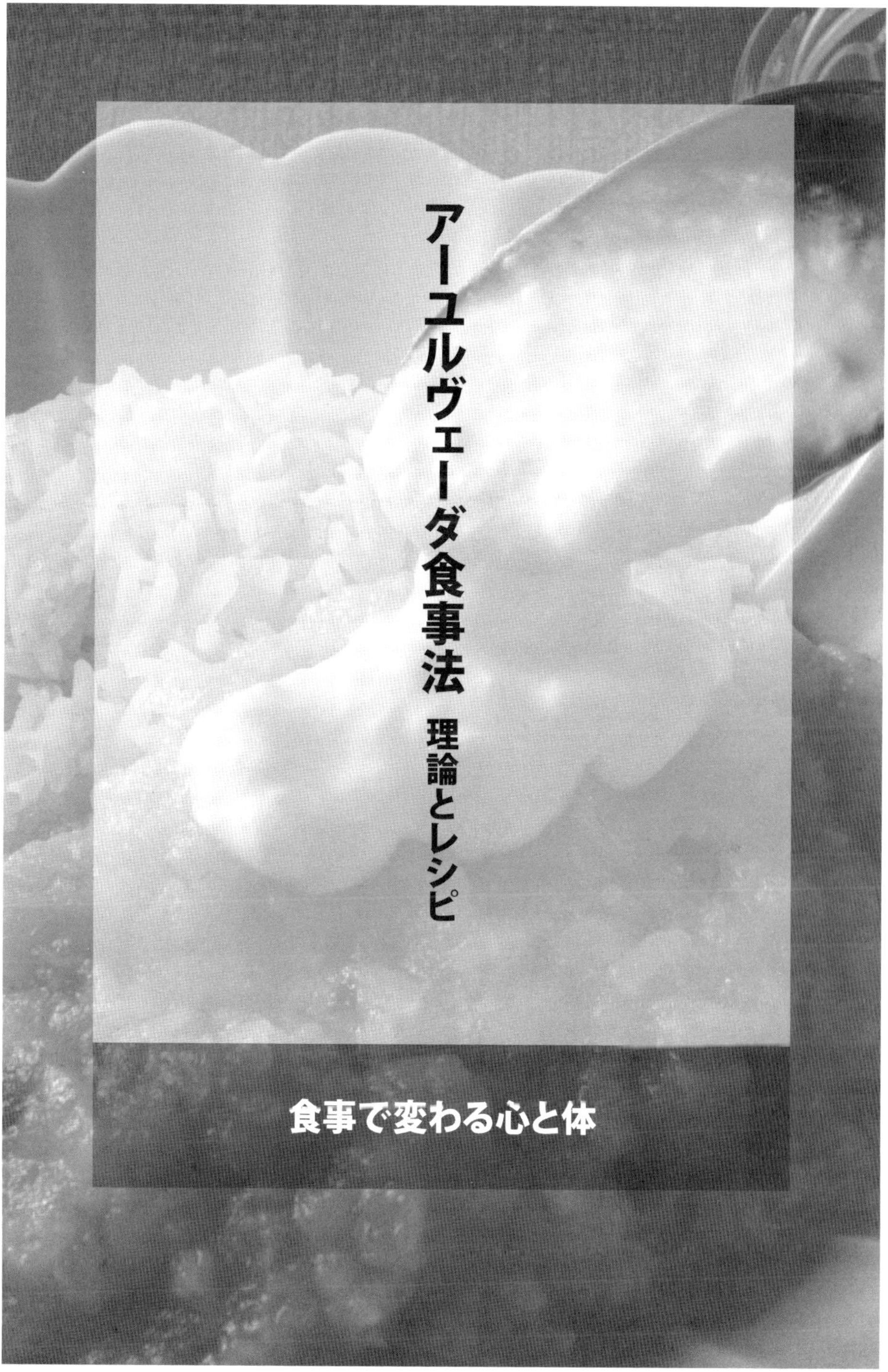

知恵の神、ガネーシャ神に帰依します。

‖Om gam gaṇa patye namah:‖

ガネーシャ神は、あらゆる障害をとりのぞくとされ、インドでは物事を始めるときガネーシャ神に祈りを捧げる。

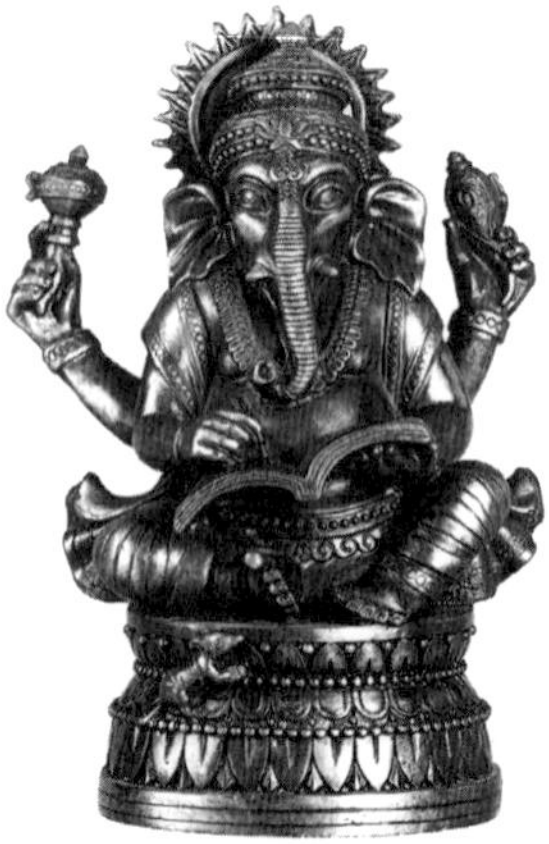

はじめに　心も体も食べ物でできている

私たちの体は食べ物によって作られますが、体だけでなく、心も食べ物から作られます。自分にあった食材を選び、上手においしく食べれば、体の免疫力を高めるだけでなく、心を健やかに保つこともできるのです。

それが食事のもつ本来の力、「食事力」です。

しかしいま、私たちに必要な、その食事力が失われつつあります。ただカロリーを補充するためだけの食事。快楽をおいかけるだけの食事。忙しいことを理由に、欲望のおもむくままに、そんな食事を続けていると、食べ物はただのエサ、食事はただの娯楽になってしまいます。

その結果、自分の体質や症状にあわないものばかり食べて、健康を害している人を多くみかけます。「おいしいもの」は知られていても、どんな食べ物が自分の体にあい、なにがあわないのかという基本的なことが意外と知られていないのです。健康を保つための食べ物は、テレビでも雑誌でも、これでもかというほど紹介されているのに、その食べ物が「ほんとうに自分にあっているのか？」という問いに答えてくれる情報はなかなかみつけられません。なぜでしょう？

それは、多くの情報が、食べる人の「体質」をまったく考慮にいれていないからです。

そしてもうひとつ、それらの情報からは大切なことが抜け落ちています。「消化力」です。

どんなに体によいとされる食べ物であっても、うまく消化吸収されて代謝に使われなければ、威力を発揮することはできません。アーユルヴェーダでは、消化されないまま体に残った食べ物（養分）を「アーマ」と呼び、これを、体に害をおよぼす毒素と考えます。

つまり、どんなに体によいとされる食べ物であっても、自分の体質にあわなかったり、自分の消化力にみあわなかったりすれば、その食べ物は、その人にとって毒なのです。

たとえば、ある大学病院に、悪性リンパ腫の患者さんをたずねたときのことです。胸に水が溜まって呼吸が苦しいと訴えているのに、朝食に毎日、バナナとヨーグルトがだされているといいます。このふたつは体内の水や粘液を増やす食べ物ですから、この患者さんには適していません。とるのをやめてもらったところ、胸水の量が減って呼吸が楽になりました。カロリーや栄養素で食べ物を判断する西洋の栄養学とは異なる、アーユルヴェーダの知恵が生かされた事例といえるでしょう。

もうひとつ例をあげると、イライラしがちで両親と喧嘩が絶えないという友人に、鶏肉を食べるのを控えるようすすめたところ、あきらかに怒りが減り、喧嘩が少なくなったとのことでした。食べ物によって、心も影響を受けるのです。これもまた、長年にわたってつちかわれてきたアーユルヴェーダの知恵なのです。

バナナや鶏肉やヨーグルトは、すべての人にとって害があるというわけではありません。その人の体質や症状によって、食べ物は毒にもなるし薬にもなるということです。その人のもつ体質、現在の状況、消化力などをあらゆる角度から判断し、そのうえで、その人にみあった食事をとるよう指導する。それがアーユルヴェーダの「治療」でもあるのです。

アーユルヴェーダを学ぶことで自分の体質や不調の原因を知り、自分にあった食べ物を選べば、「食事力」によって不調が改善されるだけでなく、これから一生のあいだ、美しく健康に生きることができます。

本書で紹介するアーユルヴェーダの知恵が、日本の多くの人々に役立つものとなるように祈ります。

アーユルヴェーダ食事法　理論とレシピ

目次

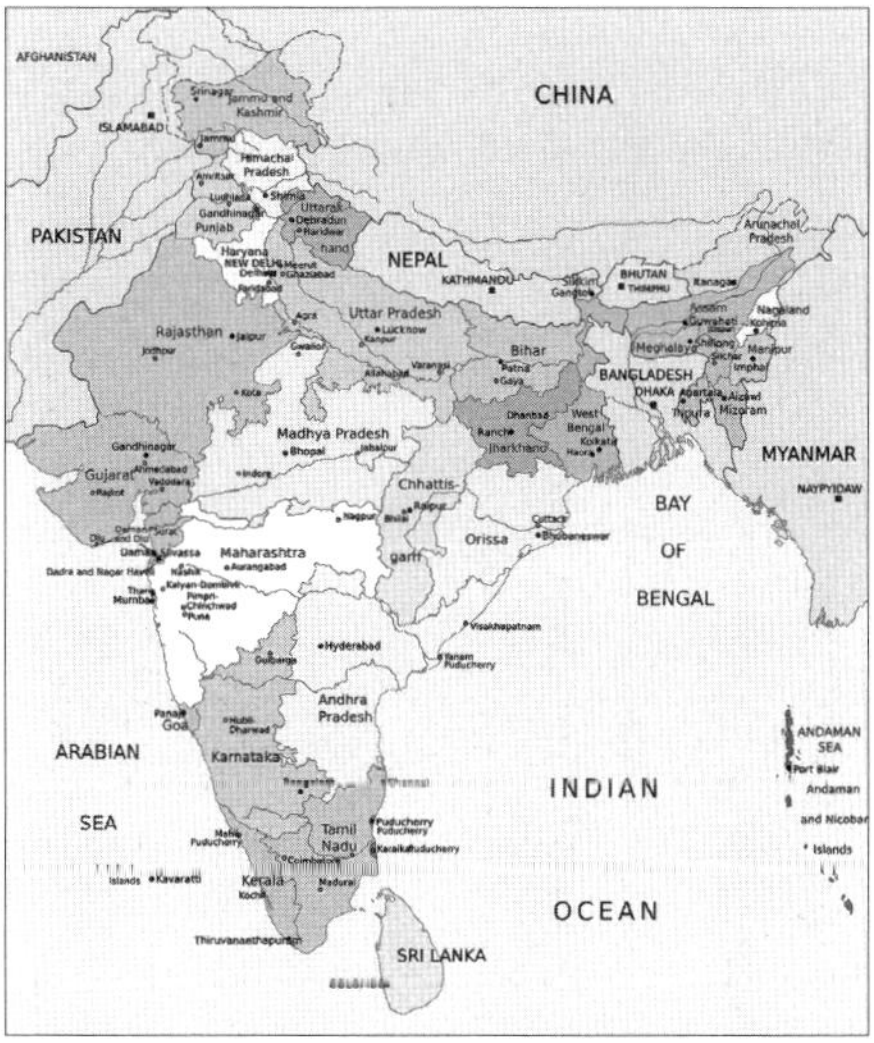

5
インド・スパイス料理研究家 香取薫のアーユルヴェーダレシピ

凡例：本書に登場する古典書からの引用部分は【『チャラカ・サンヒター』の「スートラスターナ（総論篇）」の第1章5節】を、【CA:Su:1:5】のように表記する。これは書籍名・篇名・章数・節数の順に略号であらわしたもので、CAは『チャラカ・サンヒター』という書籍名。Suは「スートラスターナ（総論篇）」を意味する。代表的な書名の略号は以下のとおり。

CA　『チャラカ・サンヒター』
SU　『スシュルタ・サンヒター』
AH　『アシュターンガ・フリダヤ・サンヒター』

1 アーユルヴェーダとはなにか?

幸せになるための「生命科学」……アーユルヴェーダの目的

古代インドには、「ヴェーダ」という壮大で奥深い科学がありました。私たちの目に見えない精妙な自然の法則を驚くほど深く緻密にとらえたもので、音楽や建築などさまざまな分野を含んでいます。医学である「アーユルヴェーダ」もそのひとつです。

サンスクリット語でアーユルは「生命」、ヴェーダは「科学／知識」を意味するので、アーユルヴェーダは「生命の科学」と訳されます。人間だけでなく、動物や植物などを含む「生命全体」の科学ですから、人間のためのアーユルヴェーダだけでなく、動物や、植物のためのアーユルヴェーダもあります。

日本でアーユルヴェーダといえば、オイルマッサージというイメージが一般的ですが、実際は、内科、外科、耳鼻科、小児科、精神科など、8つの診療分野をそなえたれっきとした医学です。インドには、アーユルヴェーダを学び研究する大学もあり、いわゆる民間療法とは、はっきり一線を画すものとして重んじられています。

आयुर्वेद

サンスクリット語の「アーユルヴェーダ」
「生命の知識」「生命の科学」という意味

アーユルヴェーダの古典医書は、紀元前に詩のかたちで書かれました。驚くべきことに、そこには受精卵や遺伝に関する情報など、最新医療機器なしには到底、知り得ないような知識が含まれています。不思議というほかありませんが、アーユルヴェーダは、自然界をよくよく観察し、そこから導きだされた壮大な理論によって成り立っているのです。まずは極々簡単に、その理論をご紹介しましょう。

「土・水・火・風・空」。アーユルヴェーダでは、宇宙にあるすべての物質は、この五大元素によって構成されていると考えます。小宇宙である人体も、この五大元素の組み合わせからできています（17頁参照）。そして、その五大元素をもとにした「ドーシャ」と呼ばれる3つの生命エネルギーが、自然界でおきるすべての現象を支配していると考え、これを「ドーシャ理論」と呼んでいます。

風に象徴される「ヴァータ」
火に象徴される「ピッタ」
水に象徴される「カパ」

この3つがドーシャ（生命エネルギー）です。この3つのドーシャによって、私たちの体や心は動いていると考えるのです。

ですから、私たちの体の中で、これら3つのドーシャのバランスがとれていれば健康、それが乱れたときを病気ととらえ、ドーシャのバランスを整えるよう食事や薬で治療していきます。一見原始的ですが、この理論は数千年を経たいまでもまったく色褪せておらず、癌やエイズなど新しい病気の治療にも応用されています。

とはいえ、アーユルヴェーダは、病気を治すだけの医学ではありません。その本質は、サンスクリ

生命エネルギー・ドーシャ（dosha）
ヴァータ（vata）……風＋空
ピッタ（pitta）……火（＋水）
カパ（kapha）……水＋土
五大元素

＊ピッタは、古典書に「ピッタは五大元素のなかの火の要素から構成される」としか書かれていませんが、現代では「水の要素」も関わっていると解釈するのが一般的です。詳しくは28頁参照。

ット語のシンプルな定義によって、次のように言い尽くされています。

Ayur　vindati　iti　ayurvedah
生命を　見いだす（得る）　これが　アーユルヴェーダ

vindati は「発見する、見いだす、得る、到達する」という意味です。つまりアーユルヴェーダは、人生の意味を見いだし、それを達成するためにあるということです。与えられた寿命を最大限に活かし、「幸福になること」。それこそがアーユルヴェーダの目的なのです。

アーユルヴェーダの古典書には、肉体を健康にする知恵だけでなく、子育てや人づきあいの方法など、社会的、精神的、霊的にも健康に生きるための知恵がつまっています。それらはすべて、私たちが幸福に生きるために必要なこと。アーユルヴェーダは、心と体をともに健康に保つ知恵の結集なのです。

ブッダの医学……アーユルヴェーダの歴史

アーユルヴェーダの歴史は数千年といわれますが、仏典に、紀元前5～6世紀に生まれたブッダがアーユルヴェーダの治療を受けたという記録が残っているので、少なくとも２５００年以上の歴史があることは確実です。

ブッダが受けた治療は、今もインドで同じように行なわれています。体の中の悪化したドーシャを一か所にあつめ、わざわざ下痢や嘔吐がおきるように仕向けて、悪化したドーシャを排出させる「パンチャカルマ」という浄化療法です。ブッダは、数日間オイルマッサージを受けたあと、下剤を染み込ませた蓮の花の匂いを嗅ぐという方法で、30回も下痢をおこしたと書かれています。[*]排泄物と一緒に悪化したドーシャを全部、体から追いだしてしまえば病気を根絶やしにできるので、再発することはほとんどありません。根ごとひきぬいた雑草が二度と芽をださないのと同じです。そのような治療を受けてブッダは、当時では珍しい、80歳ともいわれる長寿をまっとうしました。

重要なことは、仏典に、この治療のあと侍医のジーヴァカが、「身体が正常に戻るまでスープだけをとるようブッダに指示した」と書かれていることです。健康を保つうえでも、治療をするときでも、アーユルヴェーダでは食事のコントロールが成否の鍵を握っています。なにを食べ、なにを飲むか。それによって、体の中のバランスは、私たちが思っている以上に大きく、すみやかに変わります。日々の食事はもちろん、おやつなどの嗜好品によっても、私たちの体は、考えられている以上に大きな影響を受けているのです。

医食同源と言いますが、食べ物は体を整える良薬にもなり、害を与える毒薬にもなります。アーユルヴェーダは、そのことを徹底的に追求した医学なのです。

みんな違ってみんないい……すべての個性を尊重する体質論

もうひとつ、アーユルヴェーダには大きな特徴があります。すべての人はみな違う、ということを前提にしていることです。たとえば、同じ病気の人でも、人によってまったく違う薬をだすことがあります。それは、病気になった原因や体質が、一人ひとりみな違うからです。

「体質」は、受精の瞬間に決まり、一生変わらない、その人だけの個性です。外見や肉体上の特徴だけでなく、性格や考え方も、ある程度この体質に左右されます（43〜47頁参照）。体によいとされる食べ物が、ある人にはよい効果をもたらし、別の人には効果をもたらさないということがおこるのも、人によって体質の違いがあるからです。

自分の体質を知ることができれば、食べ物だけでなく、仕事や生き方などで迷ったときの指針にもなります。また、ほかの人の体質がわかるようになると、その人の好みや性格などを理解する助けとなり、相手の個性を受け入れやすくなるので、人間関係でのストレスを減らすことができます。

このような、人によって異なる体質を決めているのが、前述した、ドーシャという３つの生命エネルギーです。次章では、ドーシャとはなにか、３つの生命エネルギーによってもたらされる体質とはどんなものかを、さらに詳しくみていきましょう。

＊『古代インドの苦行と癒し』ケネス・G・ジスク著　時空出版　１９９３年

Column

正倉院に残るアーユルヴェーダ

インドで生まれたアーユルヴェーダは、仏教の広まりとともにアジア各地に広がった。チベット医学やタイ医学、ジャムウ（インドネシアの薬草療法）などではその祖となり、中国・韓国・モンゴルなどにも影響をもたらした。日本の正倉院にも、アーユルヴェーダで特徴的に使われる生薬が収蔵されている。ビタミンCの量がとびぬけて多く、抗酸化作用が期待される奄麻羅《あんまら》（学名Phyllanthus emblica L.〔註〕）や、訶梨勒《かりろく》（学名Terminalia chebula Retz.）などである。奄麻羅は、インドではアムラと呼ばれる果実で、若返りの妙薬とされ、皮膚や眼にもよい。ブッダの薬箱にあったものと同じこのような生薬で、アーユルヴェーダの恩恵に与かった天皇や貴族がいたに違いない。

だが、アーユルヴェーダという名称は、日本では40年ほど前まで、あまり知られていなかった。独自に研究を重ねてきた公衆衛生学者で森永ヒ素ミルク事件を追及した大阪大学の丸山博教授や、東邦大学医学部の幡井勉教授が、1971年に「日本アーユルヴェーダ研究会（1999年「日本アーユルヴェーダ学会」と改称）」を立ち上げ、インドの学者たちと交流を続けながら普及させてきた。そのなかには、インドの国立グジャラート・アーユルヴェーダ大学のH・S・シャルマ教授、Dr.イナムラ・ヒロエ・シャルマ、Dr.クリシュナ・U・Kのように、日本に住み、日本の気候風土や食習慣を理解したうえで、日本に適したアーユルヴェーダを伝えてくださっている先生方もいる。また、私（佐藤）の師匠であるDr.サダナンダ・P・サラデシュムクやDr.ビーマ・バットなどのように、定期的に日本を訪れ、臨床を通して実践的な教育を継続してくれている医師もいる。こうした方々の恩恵を受けて、私たちはいま、日本に居ながらにして容易に、2000年来のすばらしい智慧を手にすることができるようになった。多くの優れた先達に感謝である。

註………Emblica officinalis Gaertn.も奄麻羅の学名である。サンスクリット名はアーマラキー。文中に登場する「アムラ」はヒンディー語。

2 自分の体の特徴を知ろう——ドーシャでとらえる私たちの体

❶自然を支配する3つのドーシャ

前述したように、アーユルヴェーダでは、この宇宙にあるすべての物質は「土・水・火・風・空」の五大元素から構成されると考えられています。と言っても、五大元素は実際の「土」や「水」などを指しているわけではありません。「土」は押して抵抗のあるもの、つまり質量のある物質の総称。「水」は結合エネルギーを、「火」は熱エネルギーを、「風」は運動エネルギーを、それぞれ象徴しています。「空」は空間を指す抽象的で哲学的な概念です。これらが宇宙を構成し、小宇宙である私たちの体や心も、この五大元素の組み合わせからできていると考えるのです。

そして、その五大元素から作られた宇宙、私たち人間を含む自然すべてを動かし、支配しているのが3つの生命エネルギー「ドーシャ」です。12頁で紹介したように、ドーシャとは3つのエネルギーの総称で、「風」に象徴されるヴァータ、「火」に象徴されるピッタ、「水」に象徴されるカパが、その3つです。

これら3つのドーシャは、エネルギーとしてだけではなく、物質としても存在する、とても不思議な力です。それぞれが、さまざまな原因によって増えたり減ったりします。「増える」「減る」、「あふれて悪化する」だけで

दोष

サンスクリット語・生命エネルギー「ドーシャ」

なく、「方向性が乱れる」、たがいに影響しあって「結びつく」など、いろいろに変化します（本書では、増えることや悪化することを「上がる」、減ることを「下がる」という言葉でも説明しています）。

また、ドーシャには、「同じ性質を加えると増え、反対の性質を与えると減る」という法則があるので、それによっても、それぞれのドーシャが増えたり減ったりします。たとえば、火と似た性質をもつピッタに熱を加えればピッタが増え、冷やせば減る。水と似たカパは冷やすことで増える、などです。

私たち人間の体や心も、この３つのドーシャによって動かされています。３つのドーシャがバランスよく保たれ、それぞれが正常に働いていれば、私たちの体や心の機能は正しく保たれます。しかしながら、３つのドーシャは、時間や天気、季節や年齢、環境や食事など、さまざまな要因によってつねに増えたり減ったりしていて一定ではありません。それぞれのドーシャが増えすぎたり減りすぎたりして、３つのドーシャのバランスが崩れると、私たちの体や心に不調がおきます。

私たちの体の中でおきていることは、良いことも悪いこともすべて、３つのドーシャの働きによるものなのです。そのため、心身ともに健やかであろうと思えば、さまざまな理由で増えたり減ったりする３つのドーシャのバランスを整える必要があります。それを行なうのが、アーユルヴェーダの健康法です。

ところで、３つのドーシャは、それぞれどんな性質を持っているのでしょうか。『アシュターンガ・フリダヤ・サンヒター』というアーユルヴェーダの古典書には、これら３つのドーシャについて、次のように書かれています。

ヴァータの性質は、乾燥性、軽性、冷性、粗性、微細性、変動性。

ピッタの性質は、少し油性、鋭性、温性、軽性、生臭さ、流動性、液体性。

カパの性質は、油性、冷性、重性、緩慢性、滑性、粘着性、停滞性。

『アシュターンガ・フリダヤ・サンヒター』総論篇第１章11節

これではわかりにくいので、もう少し詳しく、それぞれのドーシャの性質をみていきましょう。*

▼ヴァータ・ドーシャ……風に象徴される生命エネルギー

五大元素

風＋空

ヴァータと五大元素

ヴァータは、五大元素のなかの、運動エネルギーを意味する風の元素と、空の元素が結びついたものです。風の元素とは動きを象徴しています。動かない風はありません。動くことで、あらゆる変化を生みだします。空の元素とはスペース。つまり空間の要素なので、体の中に空洞ができると、そこにヴァータが増えます。たとえば赤ちゃんを出産したあとは、お腹の中に空洞ができますから、空の要素が増えてヴァータが増えます。そのためインドでは、出産したらすぐに空洞を圧縮するためにお母さんのお腹を縛り、ヴァータが増えないよう手当します。

動かす力

ヴァータは動かす力

ヴァータの性質は風とよく似ています。風のいちばん本質的な性質は「動き」です。ヴァータも、風のように軽やかに動きまわり、自然界にあらゆる動き（変化）をひきおこします。体の中でおきるすべての生命活動も、ヴァータによるものです。そのため、「動きのあるところにはヴァータがある」と言うこともできます。動きまわ

＊ドーシャの性質を表すサンスクリット語の日本語訳は、翻訳者によって違いがあります。たとえば、ヴァータのよく動く性質はサンスクリット語では〈cara〉という言葉で、これは「変動性」とか「移動性」などと訳されます。しかし、ピッタの性質のなかの流動性を表す〈sara〉という言葉も、〈cara〉と同義語と考えられ、「移動性」という言葉が使われることがあります。また、ピッタの液体性〈drava〉のことを「流動性」と訳す書物もあり、日本語の訳語が統一されていないため、混乱があります。ですから、訳語はどうあれ、サンスクリット語のもつ、オリジナルのイメージを頭にいれてください。

るとヴァータが増えます。ヴァータは目に見えませんが、ヴァータの「性質」を感じることによって、体の中でヴァータが増えていると知ることができます。

性質

ヴァータの性質（乾燥性、軽性、冷性、粗性、微細性、変動性）［表記は古典書の順に従っています］

風に象徴されるヴァータには、「軽い」という性質があります。運動をすると体が軽くなるので、ヴァータが増えたとわかります。「軽くなる」ということは、異化作用（体から肉や骨などの体組織を減らす作用）が強くなるということです。そのため、ヴァータが増えすぎると人は痩せてしまいます。体組織が減って発達も悪くなるので、ヴァータ体質の人は、体の各部に「薄い」「狭い」「小さい」といった特徴が生まれます。また、風が洗濯物を乾かすように、ヴァータには「乾燥」させる働きもあります。運動をすると汗がでて喉が渇くのも、ヴァータによって乾燥性が増えたしるしです。

ヴァータには、「冷たさ」や「粗さ」をもたらす性質もあります。たとえば夜更かしをすると、寝ないで動き続けるのでヴァータが増えます。徹夜あけに体が「冷え」、皮膚の肌理がバサバサして「粗く」なるのは、ヴァータが増えたせいなのです。

また、すきま風のように、細かいところに入っていく「微細性」もヴァータの特徴です。体内ではガスのかたちであらゆる細胞にいきわたっています。

ひとつの性質には、そこから派生するほかの性質も宿っています。「変動性」というヴァータの性質からは、いつも揺れ動いているので、「不安定さ」や「不規則さ」が生まれます。ですからヴァータの強い人の心は不安定で、歯並びは不規則になりがちです。こうしたヴァータの性質と働きが、人間にどのように作用するのかをまとめたのが次頁の表です。

表1

ヴァータの性質

性質	関連する働きとイメージ	人体に現れる作用の例
乾燥性	乾燥した／カラカラの／皺のある／萎《しな》びる／脆《もろ》い／水分がないこと／油分がないこと／艶がない	皮膚や髪が乾燥／皺が多い／爪がすぐ折れる
軽性	重さの反対としての軽さ／空気を多く含む／体組織を減らす／痩せた／小さな／薄い／狭い	体重が軽い／骨がスカスカになる／痩せている／額が狭い／皮膚が薄い／胸が小さい
冷性	冷たさ（乾燥をともなう）／涼しさ／心地良さ／出血や発汗の動きを止める／滞りをおこす	皮膚が乾燥して冷たい／冷え性／便秘症
粗性	バサバサして粗いこと／ザラザラ／ゴワゴワ／体組織が乾き硬くなる／凝る	髪の毛がゴワゴワ／肩凝り／体が硬い
微細性	微小な／隅々まで浸透する／広がる／気体として存在する	お腹にガスが溜まりやすい
変動性	動きやすい／運動／運搬／伝達／興奮／感動／イキイキした／変わりやすい／不安定／不規則／素早さ	活動的／機転が利く／感情的／涙もろい／気分が不安定／動きが素早い／歯並びが不規則
関連した色	赤黒さ／茶褐色	皮膚が赤黒い／茶褐色／肌がくすむ
関連した味	渋味／苦味	口の中に渋味を感じることがある

＊『チャラカ・サンヒター』によれば、ヴァータには清澄性（vishada）と呼ばれる透明でサラサラした性質もある。

人であれ、物であれ、表にあるような性質がみられるときは、ヴァータの性質が高いと判断します。人の場合、たとえば、体重が少なく、痩せていて、よく動きまわり、敏捷で、頭の回転も速く、早口でしゃべり、肌は冷たく乾いている、という人は、ヴァータの性質が高いのです（自分がどの体質なのかは、次の章48～49頁のチェックシートを参考にしてください）。

食べ物であれば、たとえば、かき氷は冷性、ポップコーンは軽性、煎餅は軽性と乾燥性です。これらのものを食べすぎると、体の中の冷性や軽性、乾燥性があがり、ヴァータが増えます。

働きと症状

体の中のヴァータの働きと症状

ヴァータは「動き」を生みだします。心臓の拍動、血液の流れ、呼吸、手足の運動、これらすべてがヴァータによる「動き」です。思考のひらめき、音、光、痛みなど、感覚の伝達もヴァータの働きです。肉体・精神・体内になんらかの「動き」がおきるときには、かならずそこにヴァータが働いているのです。

ヴァータが正常なとき、体の中でどういう働きをしているかを下の表2にまとめました。

◉異常なときのヴァータの働き

ヴァータに異常がおきると、「動き」がスムーズでなくなるため、麻痺や痙攣、凝りなどが生じます。消化管の中を食物が運ばれていく「動

表2

正常なときのヴァータの働き

① 体・心・言葉・呼吸など、あらゆる動きを正しく行なわせる
② 自然な衝動（排尿・排便・あくび・放屁など）のコントロール
③ 体組織を正しく作らせる
④ 感覚器官を鋭敏に働かせる
⑤ 心に意欲を生む／やる気をださせる

き」が滞って便秘になります。また、神経の中を運ばれる感覚信号にも不調が生じるので、難聴など感覚器官の障害や、しびれ、痛みがおきます。とくに、痛みがあるときには、かならずヴァータが関係しています。心の動きも不安定になります。動き続けることによっておきる疲労感も、ヴァータが高まった症状です。

ヴァータが増えすぎたときにみられる症状を下の表3にまとめました。

増加の要因

ヴァータを増やすもの——冷えと乾燥と動きすぎ

ヴァータの増加による不調があるときには、その原因をみつけてとりのぞきます。

ヴァータを増やすのは、動きすぎ、冷やしすぎなど、ヴァータと同じ性質を多く与えることです。「動き」のなかには、強い「心の動き」、つまりショックも入ります。体に対する強いショックである手術や墜落などもヴァータを大きく上げてしまいます。

また、ヴァータの性質のなかのひとつが上がると、ヴァータのほかの性質も一緒に上がります。たとえば、体を冷やすと皮膚の乾燥性が上がり、寒さによる震えで動きが増えて変動性も上がります。

ヴァータを増やす要因については次頁の表4を参考にしてください。

表3

ヴァータが増えすぎたときにおきる症状

① 冷え性／肩凝り／腰痛／頭痛／便秘／疲労感／関節痛／腹部膨満感
② めまい、難聴など感覚器官の不調／声枯れ／過剰なおしゃべり
③ 思考がまとまらない／落ち着きがない／不安感／不眠／精神的な弱さ
④ 神経痛／しびれ／麻痺／震え
⑤ 消化不良／始終風邪が治らない感じで免疫力が下がる
⑥ 口の中に渋味を感じる

表4

ヴァータを増やす要因

行動	運動や性行為、乗り物や徒歩による移動のしすぎ／夜更かし／睡眠不足／怪我／手術／墜落などの事故にあうこと／ジャンプや飛び込み／動きすぎ／過激なこと／バイクなどにのって強い風に長くさらされること／しゃべりすぎ
味	辛味・苦味・渋味のものの食べすぎ
食物	乾燥性／冷性／軽性の強いもの（例：干物／かき氷／ポップコーンなど）／雑穀・豆類・古い食品・残り物などガスがでるものを食べること
食習慣	食事を抜くこと／不規則な食事／前の食事が消化されないうちに食べること
心と感覚	興奮しすぎ／五感の使いすぎ（例：爆音にさらされる／テレビの観すぎなど）／精神的なショックや混乱
生活習慣	自然な衝動を抑えること（排尿／排便／放屁／射精／くしゃみ／嘔吐／涙など）
天候	寒さ／曇り／風／雨の日
季節	雨季（日本では梅雨と台風シーズン）／冬季
時間	夜明け前／夕方
人生	老年期

前頁の表4にもあるように、ドーシャの増減は年齢によってもおこります。老年期に入ると、ヴァータが強くなってくるのです。ヴァータは活動性、「動き」の性質なので、動きまわる子供のほうがヴァータが多いと思うかもしれませんが、生まれてからずっと体を「動かし」続けてきた老年期のほうがヴァータが増えて、体の中が乾燥し手足は冷たくなります。どんな人でも、歳をとれば否応なくヴァータは増えるものなのです。

ヴァータを減らす

ヴァータを減らすもの――オイルマッサージ

ヴァータを減らすために必要なことは、まずヴァータを増やすような食事や行動をやめることです。前頁の表4にあるように、ヴァータを増やす要因となる不規則な食事、自然の衝動を抑えることなどをやめ、辛味、苦味、渋味の食べすぎを控えます。こうした味には、異化作用を促進し、体組織を減らす働きがあるので、ヴァータが増えてしまうのです。甘味、酸味、塩味には体組織を増やす同化作用があるので、ヴァータが下がります（味とドーシャの関係は76頁参照）。ですから、一日中動き続けてヴァータが高まる夕方に、甘いお菓子や塩気のあるおやつを食べることには意味があります。また、夜更かしや睡眠不足が続くとヴァータが上がって体が冷え、凝りなどが起こります。そんなときは温かいスープを飲んだり、温かいオイルでマッサージしたりするのが効果的です。

とくにオイルマッサージは、ヴァータを減らすのにとても効果があります。油が持つ「重さ」や「ねっとりした性質」は、ヴァータの性質である「軽さ」や「乾燥性」と正反対なので、ヴァータを抑えてくれるのです。その結果、ヴァータが増えたことによってひきおこされる凝りや痛みが消えるのです。

マッサージに使用するオイルは、体を温める作用のあるごま油がおすすめです。ただし、中華料理などで使われる焙煎後に搾油された香りの強い茶色い油ではなく、透明で香りのない、焙煎せずに搾った太白油を使います。

ヴァータを下げる効果があるものを表にしておきます。

温泉にいってゆっくり温まり、滋養の高い御馳走を食べるのは、疲れてヴァータが高まったときにピッタリの保養になります。そこでオイルマッサージを受ければ最高です。

表5

ヴァータを鎮静するもの

温かい飲食物をとる 温める ▼ **冷性を減らす**
液体やしっとりしたものを食べる ▼ **軽性・乾燥性・粗性を減らす**
ごま油でのオイルマッサージ ▼ **軽性・乾燥性・粗性を減らす**
油分を含むナッツ類や滋養のあるものを適量食べる ▼ **軽性・乾燥性・粗性を減らす**
ゆったりと安静にすること／ぬるめの長風呂／ 規則的な食事／規則正しい生活 ▼ **変動性を減らす**
甘味・酸味・塩味のものをとる ▼ **体に同化作用を与える**

Column

インドの産後ケアにみるヴァータの対処法

ヴァータの性質が「動き」であることはすでにお話ししました。人間の体に生じるいちばん大きな「動き」は出産です。赤ちゃんを娩出するという「動き」だけでなく、ホルモンバランスや、全身の筋肉、骨格にまで大きな「動き」が生じます。そのため、産後のお母さんたちは、「動き」の性質をもつヴァータがとても上がっています（赤ちゃんを出産したあとにできる空洞もヴァータを上げます。19頁参照）。ヴァータが上がれば冷性や乾燥性も上がりますから、体が冷えたり、皮膚や髪が乾燥して脱毛が増えたりします。心も不安定になり、考えがうまくまとまらなくなったりします。そんなときは、ヴァータと反対の性質を与えれば、ヴァータが減ってこうした症状を減らすことができます（25頁参照）。

「軽い」「冷たい」「乾燥」というヴァータの性質と反対のものは、「重く」「温かく」「しっとりしている」ものです。25頁で紹介したように、温めたオイルがその代表格。ですから、インドでは、産後のお母さんたちを温めたオイルで毎日やさしくマッサージすることが常識となっています。

食事も、前頁の表５であげたようなものを中心にとるのですが、たとえばマハラシュトラ州では、産後のお母さんに、重くて滋養のある「ディンカラドゥ」というしっとりした団子を食べさせます。この団子は、甘い穀物や油っぽいナッツなどを黒砂糖と粘り気のある樹脂で固めたもので、まさにヴァータを下げる要素の塊といえます。日本にも、産後の女性に、鯉コク（鯉を輪切りにして味噌味で煮た汁）を食べさせる習慣がありました。産後の肥立ちや母乳の出が良くなるとされていたのですが、魚の脂が溶け込んでいるこの汁は、重くて滋養があり、体を温める働きのある塩けの強い液体（味噌汁）なので、やはりヴァータを下げる効果があります。伝統食は理にかなっていますね。

▼ピッタ・ドーシャ……火に象徴される生命エネルギー

五大元素
火（＋水）

変換する力

性質

ピッタと五大元素

ピッタは、五大元素の「火」に象徴されます。火の本質は「熱い」「燃える」ということです。しかし、なにかが燃えるということは、そのものの形や性質などが変わるということですから、火には「変換する力」があるとも言えます。

古典書には「ピッタは五大元素のなかの火の要素から構成される」としか書かれていませんが、ピッタの性質のなかには、流動性、液体性という、火の要素からは考えられないような性質も含まれているため、現代では、ピッタには流動性や液体性などの性質をもつ水の要素も関わっている、と解釈するのが一般的です。

ピッタは変換する力

ピッタの「変換する力」とはなんでしょうか。それはたとえば、火の中に薪をくべると燃え、光、熱、煙、灰に変換されるというようなことです。体の中でおきる「変換」の代表的なものは、消化や代謝です。食べ物を、人体に吸収される形に変換してとりこむ「消化」。とりこんだ食べ物を、体組織である肉や血液などに変換する「代謝」。また、情報を消化すること、つまり知的な活動もピッタの働きです。消化とは関係ありませんが、眼から光信号をとりこんで、映像に変換するのもピッタの仕事です。

ピッタの性質（少し油性、鋭性、温性、軽性、生臭さ、流動性、液体性）［表記は古典書の順に従っています］

火に象徴されるピッタが多い人は、体が熱くなりやすく、心にも熱があるので、勇気や大胆さがあります。ま

表6

ピッタの性質

性質	関連する働きとイメージ	人体に現れる作用の例
少し油性	ヌラヌラ・テカテカした感じ	皮膚や髪に艶を与える
鋭性	知的な鋭さ／貫く／体液を浸出させる／熟させる／ピッタリ・キッチリさせる／追及する／浄化する／鋭敏	賢い／強い主張／大胆／湿疹がでやすい／神経質／中肉中背／整った目鼻立ち／口調や眼光が鋭い／素早い
温性	熱い／燃やす／代謝や消化をおこさせる／発汗させる／激しさ	体に熱が溜まりやすい／消化力が強い／情熱／怒り
軽性	軽く、上へ動く／体組織を減少させる	火《ほ》照《て》る／のぼせる／消化の火を煽る／痩せる
生臭さ	生肉のような臭い／悪臭	体臭や口臭がある／悪臭に敏感
流動性	上から落とすと同心円状に広がる程度の動き／ゆるさ／柔軟性	体が柔らかい／歯並びが変わりやすい
液体性	体液を増やす／濡らす／流れる	汗かき／分泌物が多い／老廃物の排泄を促す
関連した色	白と茶褐色以外のすべての色（赤／黄色／青／緑など）	排泄物にさまざまな色がつく
関連した味	酸味／辛味／火の要素を含んだ刺激性の味	口の中に辛味・酸味を感じる

た、炎の先に手を近づけるとキリキリと貫くような熱さを感じるように、火には「鋭い」という性質もあります。鋭いという意味の英語「シャープ」には「聡明な、辛辣な、ハッキリした、ピッタリした」などの意味がありますが、鋭性によって生まれるピッタの特徴はこれとまったく同じです。

ピッタの多い人は鋭い知性の持ち主で、もの言いも鋭く辛辣に聞こえがちです。目鼻立ちがハッキリしていて、バランスもちょうどよくとれているので、整ったスタイルや顔立ちをしています。

ヴァータにも「軽さ」という性質はありますが、ピッタの「軽さ」は、ヴァータとは異なり、火のように上へあがっていく働きが強いものです。しかし、「軽さ」によって体組織を減らすという、ヴァータと同じような作用もあります。

古典書にピッタの性質としてあげられている「生臭さ」「流動性」「液体性」「少し油性」は、火のイメージからは少し遠いようにも思えますが、これは消化や変換を行なっている酵素の性質を指す、と考えると納得がいきます。ヴァータと違って、ピッタは自力で動きまわることはできませんが、広がったり、流れたりすることはできます。以上のような、水に似た性質もあるため、本書では、ピッタのことを「火のエネルギー」と限定せず、わざわざ「火に象徴されるエネルギー」と、ゆるく表記しました。

ピッタの働きと、それが人間にどのように作用するのかについて、前頁の表6にまとめました。

表7

正常なときのピッタの働き

① 消化／代謝／食欲／渇き
② 熱／体温／皮膚の輝き
③ 視力
④ 喜び／知性／勇気
⑤ 体の柔軟性／皮膚や血液に色をつける

働きと症状

体の中のピッタの働きと症状

ピッタは消化や代謝をつかさどり、体に熱をもたらして体温を維持します。健康的な食欲がでておいしく食べられるのも、喉に渇きを覚えるのも、ピッタの働きです。さらにピッタは、内分泌系のホルモンのバランスなどもコントロールします。

外界から情報をとりいれる視力や、情報を正しく受けとり、理解したり考えたりするために必要な明晰な知性や判断力、ものごとを直視する勇気もピッタの働きです。少し油性があるおかげで、皮膚にはテカテカした艶がでます。ピッタには皮膚や血液に色をつける働きもあるので、血色もよくなります。ピッタがうまく働いていると、いつも明るい気持ちでいられるのです。

ピッタが正常に保たれているときの働きをまとめたのが前頁の表7です。

◉異常なときのピッタの働き

ピッタが異常になったときにおこる症状を表8にまとめました。

「熱い」という性質があるので、ピッタに異常がおきると、炎症など「熱さ」と関連のある症状がおきます。

たとえば口内炎のような潰瘍も、体に熱が溜まることによっておきる症状のひとつです。

表8

ピッタが増えすぎたときにおきる症状

① 便・尿・眼・皮膚が黄色くなる／黄疸／肝炎
② 胃潰瘍・皮膚炎・口内炎などの炎症／発熱／ほてり／灼熱感
③ 空腹／異常な喉の渇き
④ 疲れ目／充血／不眠／頭痛
⑤ 下痢／失神
⑥ 批判的で、理屈っぽくなり、イライラしがちで怒りやすい
⑦ 感染症にかかりやすくなる
⑧ 痔などの出血性の病気になりやすい／化膿する
⑨ 口の中に酸味を感じる

表9

ピッタを増やす要因

行動	直射日光や熱気にさらされること／疲労／食事を抜くこと／不自然な性行為／熱い物の摂取
味	辛味・酸味・塩味の食べすぎ
食物	胸焼けをおこすもの／ごま油／ごまペースト／辛子／魚／ヨーグルト／酸味の果物／酒／鋭性・温性・軽性のものをとりすぎること
食習慣	長時間空腹にすること
心と感覚	怒り／悲しみ／恐れ
天候	暑さ
季節	秋季／（夏季）
時間	正午頃／夜半
人生	青年～壮年期

皮膚の発赤、ほてりや灼熱感などもピッタの増加によるものです。また、ピッタには、「流動性」や「悪臭」などの性質もありますので、ピッタが増えすぎると便が流動的になって下痢をします。血も流れやすくなるので、痔などの出血性の病気もおこりやすくなります。性格的にも「熱」が影響するため、ピッタが増えると怒りっぽ

くなります。このように、ドーシャは肉体だけでなく、性格にも関わってきます。

増加の要因

ピッタを増やすもの——熱と怒り

熱が増えるようなことをしたり、熱を増やすような食事をしたりするとピッタは増えますが、怒りや悲しみ、恐怖など、心の動きが原因となってピッタが増えることもあります。ピッタが増えれば怒りがでてくるので、悪循環に陥ってしまう可能性もあります。けれども、「怒らない」「悲しまない」などとがんばってみても、それはなかなかむずかしいものです。そんなときは、まずピッタを増やす要因となる食事や行動を避けましょう。それが、心が原因で増えたピッタを減らすことにつながっていくのです。ピッタを増やすものは、前頁の表9にまとめてあります。

熱く活発な性質をもったピッタが増えるのは、青年期から壮年期です。胃潰瘍など、ピッタ性の病気が多いのもこの時期で、子供の胃潰瘍などはあまり聞いたことがありません。ただし、アーユルヴェーダの「壮年期」とは70歳までを指します。ですから、人生のほとんどは「ピッタが増えやすい時期」と言えるのです。

ピッタを減らす

ピッタを減らすもの——ギーと芳香

熱いピッタを減らすには、冷たい物を飲食すればいいと考えがちです。しかし、冷たいものは消化力を弱らせるので、消化不良になってしまいます。ですから、ピッタを減らそうと思ったら、「物理的に温度が冷たいもの」ではなく、「冷たい性質をもったもの」をとればよいのです。

氷砂糖、牛乳、甘い果物などには冷たい性質があります。とくに効果があるのは、「ギー」という、バターを精製して作る油です（104頁参照）。ギーは、食べても、体に塗っても、ピッタを下げる特効薬として働きます。また、苦味、渋味、甘味のものには、ピッタを減らす効果があります。月の光を浴びるのも熱をさますのによいとされていて、インドでは、ピッタが増える秋の季節に月見をして体の熱をさます行事があります。

ピッタには「生臭い」という性質もあるので、反対に、よい香りを嗅ぐことも役に立ちます。薔薇、蓮、白檀などの香りにはとくに強い冷性があり、熱をさまします。ピッタを下げるものは表10にまとめてあります。

表10

ピッタを鎮静するもの

氷砂糖・牛乳・甘い果物・ギーなどをとる	▼	**軽性・温性を減らす**
花やお香のよい香りを嗅ぐ	▼	**生臭い性質を減らす**
優しい音楽で心を落ち着かせる	▼	**鋭性を減らす**
月の光を浴びる	▼	**温性を減らす**
甘味・苦味・渋味のものをとる		

▼カパ・ドーシャ……水に象徴される生命エネルギー

五大元素
水＋土

カパと五大元素

カパは、五大元素のなかの水と土の要素で構成されています。五大元素の水は、水道の蛇口からでる水のようにサラサラ流れる性質ではなく、氷のように固まる力、「結合させるエネルギー」を象徴しています。

カパの重性は五大元素の土からきています。五大元素の土とは、押して抵抗のあるものを象徴しています。表面を覆って包みこむというイメージもあります。重さ、質量が生じるのも、土の要素があるからです。

抱きしめる力

カパは抱きしめる力

サンスクリット語のカパの別名「シュレーシュマー」の語源は「シュリシュ・アーリンガネー」という言葉で、「抱きしめる」という意味があります。たとえば、小麦粉に水を混ぜて捏《こ》ねると、バラバラだった粉は水の力によって結合し、まとまってひとつの塊になります。水が小麦粉を「抱きしめている」ということです。これが水に象徴されるカパの「結合させる力」です。体の中では細胞の維持に使われていて、私たちの細胞がバラバラにならず、まとまっていられるのはカパのおかげです。ものを「結合」させ、しっかり「維持」していくのがカパの基本的な役割ですから、「安定」を与えます。体の中で生まれる新しい細胞を、どんどん結合していこうとするカパは、3つのドーシャのなかで唯一、骨や肉などの体組織を増やす「同化作用」を促します。

性質

カパの性質（油性、冷性、重性、緩慢性、滑性、粘着性、停滞性）

カパには、水と同じような「冷性」や「滑性」があります。ヴァータの「冷性」は乾燥がともないますが、カパの場合は「冷たさ」に「潤い」がともなっています。ですから、皮膚が冷たいとき、触ってみて乾燥していればヴァータで、しっとりしているならカパです。「重性」や「緩慢性」というのは、ほかの二つのドーシャにくらべて、カパは重く、動きが遅いということを指しています。ですから、すべての変化はゆっくりとおこります。

サラサラ流れる水のイメージではなく、結合するエネルギーなので、ベトベトした「油性」があります。また、「粘着性」という、強力に接着する性質もあわせもっています。こうした性質があるので、カパにはどっしりと安定した「停滞性」が備わっています。しかし、この「停滞性」は、「重性」「緩慢性」とあいまって、怠惰な性

表11

カパの性質

性質	関連する働きとイメージ	人体に現れる作用の例
油性	ギトギトした油の性質／ベタベタした粘着性／艶や潤いを与える／柔らかくする／力を与える	体組織を増やす／体力がある／肌や毛がしっとりして艶があり、体が柔らかい
冷性	湿った冷たさ／涼しさ／心地良さ／渇きや発汗・出血を抑える	皮膚が湿っていて冷たい
重性	重い／滋養する／密に詰まった／しっかりした／満足感／結合／下向きに働く	太る／発育がよい／力がつく／怠惰になる／消化力を弱める
緩慢性	遅い／穏やか／不活発な／ゆったり／ノロノロ／鈍い	動作が遅い／穏やかな性格／腺分泌を抑える
滑性	なめらか／ツルツル／スベスベ／力を与える／滋養する	皮膚がなめらか／関節の動きがよい／傷をいやす
粘着性	ベットリして強い接着力／結合力	体力がある／関節をしっかりさせる
停滞性	安定性／どっしりした／不動の／維持する／固着する	心が落ち着く／溜め込む性質／記憶力がよい
関連した色	白	皮膚の色が白い／排泄物が白い
関連した味	甘味	口の中に甘さを感じる

質も生みだします。ひとつのことにずっと固執したり、ものごとの変化を嫌ったりするのもカパの性質です。

カパのそのような性質とイメージ、人体への作用を前頁の表11にまとめました。

働きと症状

体の中のカパの働きと症状

縫いぐるみは、中に綿が充分につまっていないと、ちょっと押しただけでぐにゃりとへこんだり歪んだりして、形状を保っていることができなくなります。逆に、中身がぎっしり詰まっていれば硬く強くなって、ちょっと押した程度ではへこむことも歪むこともなく、形状を維持することができます。人間も同じです。痩せているよりは、中身が詰まってどっしりしているほうが、痛みや衝撃に耐える強さが備わります。このように、カパは、体の中で重さ、強さ、忍耐力を生みだします。

また、胃の中に入ってきた食べ物に充分に水分をいきわたらせて、消化しやすいようにまとめるのもカパの働きです。関節では、軟骨や靱帯などの組織が骨ときちんと結合され、なめらかに動くように守っています。激しく動く心臓のまわりには液体の入った膜があり、心臓の摩耗を防いでいます。こうした力で体に潤滑性や安定性を与えて維持し、守っているのがカパ。縁の下の力持ち的な存在です。下の表12を参照してください。

◉異常なときのカパの働き

カパは体や心に安定性や強さを与えるので、カパ体質の人はあまり病気にか

表12

正常なときのカパの働き

①体を維持する／油性を与えて組織を結合させる
②体や心に安定性を与える／忍耐力をつける
③体のいろいろな関節や結合部位に締まりを与える
④精力をつける

かることがありません。カパからおきる病気は、ヴァータによっておきる病気の4分の1程度しかないのです。カパによっておきる不調の代表は、肥満と、粘液が溜まることによっておきる呼吸器系の病気です。下の表13を参照してください。

3つのドーシャは、どれも増えすぎると不調になりますが、減りすぎても問題がおきます。とくにカパが減りすぎると体に安定性がなくなり、どんどん痩せて結核などの病気にかかりやすくなります。これはヴァータが増えすぎたときの症状と同じです。カパとヴァータは冷性以外の性質がほとんど正反対ですから、カパが増えればヴァータが減り、ヴァータが増えればカパが減ります。ヴァータが減るとカパが増えすぎたときの症状が現れ、カパが減るとヴァータが増えすぎたときの症状が現れるということです。

表13

カパが増えすぎたときにおきる症状

① 体重が増え、動きが鈍くなる
② 冷えやむくみ
③ 頭の重さ／だるさや無気力／睡眠過多／怠惰
④ 消化不良
⑤ 鼻炎／鼻づまり／咳／喘息や気管支炎などの呼吸器疾患
⑥ 口の中に粘り気や甘味や塩味を感じる

増加の要因

カパを増やすもの——運動不足と甘い物

カパを増やすのは、なんといっても怠惰さ、そして甘い味のものや重い性質の食べ物です。アーユルヴェーダでは、食べ物にはその生育環境の性質が入ると考えるので、沼地に棲む水牛のミルクは、普通の牛のミルクよりも重性が高く、飲むと眠気をおこしやすいと考えます。同じように、水の中で育つ魚やレンコン、ヒシの実などにもカパを上げる性質があると考えます。次頁の表14を参照してください。

子供が成長するには、肉や骨など、体の組織を増やすことが必要です。そのため、人の一生では、16歳までの子供時代にカパがいちばん多くなります。子供の肌がみずみずしく滑らかなのは、カパが多いからです。しかし、そのせいで体の中に粘液が溜まりやすく、鼻炎や喘息など、粘液が溜まる病気にかかりやすいのです。

表14

カパを増やす要因

行動	昼寝／怠惰／寝すぎ／食べすぎ
味	甘味・酸味・塩味のものの食べすぎ
食物	重性のもの＝小麦／ごま／穀物の粉末でできたもの（団子など） 冷性のもの＝牛乳／菓子／砂糖類／甘い果物／瓜類（きゅうり・西瓜など） 粘性のもの＝餅など粘り気のあるもの 粘液を分泌させる性質のあるもの＝ヨーグルト／乳製品／魚／湿地に棲む動物の肉や脂肪（豚）／玉ねぎ／レンコン／ヒシの実
食習慣	食べあわせの悪いものを食べる／前の食事が消化されないうちに食べる
心と感覚	五感の利用不足／頭を使わないこと
生活習慣	座りっぱなしの生活（運動不足）
天候	寒さ
季節	春季／（冬）
時間	午前／夜の浅い時間／食事の直後
人生	幼児期

カパを減らす

カパを減らすもの――運動、蜂蜜、ドライマッサージ

甘いものを食べれば、体重が増えるのと同じようにカパが増えます。でも、蜂蜜だけは例外です。蜂蜜は甘いのにカパを減らす効果があるのです。カパを増やしたくない、だけど甘い物が欲しいという人には最適です（50～51頁参照）。

とはいえ、カパを減らすのはなんといっても運動です。また、オイルを使わずに、絹の手袋や薬草の粉で行なうドライマッサージはカパを減らします。タオルで乾布摩擦をするのも効果があります。タオルを大きく動かせば運動効果もありますね。

表15

カパを鎮静するもの

温かいものを食べる／熱めの風呂に入る	▼ **冷性を減らす**
乾燥したものを食べる	▼ **油性・滑性・粘着性を減らす**
量を食べすぎない	▼ **重性を減らす**
運動する／楽をしない	▼ **油性・滑性・粘着性・緩慢性を減らす**
ドライマッサージ（粉・布による摩擦）	▼ **油性・滑性・粘着性・停滞性・緩慢性を減らす**
頭を使うこと	▼ **緩慢性・停滞性を減らす**
蜂蜜をとる	▼ **油性・粘着性を減らす**
辛味・苦味・渋味のものをとる	▼ **異化作用を与える（体組織を減らす代謝作用）**

❷ドーシャの足し算・引き算のコツ

▼ご飯の炊き方とドーシャのバランス

体内で、３つのドーシャのバランスが正常に保たれているのが健康な状態です。ドーシャのバランスのとり方は、上手なご飯の炊き方と似ています（図１）。米と水の量がちょうどよく、薪のあいだに吹き込む風の量が適切で火力がうまく保たれると、ご飯がおいしく炊きあがります。風・火・水のどれかが強すぎたり弱すぎたりすると、ご飯はうまく炊けません。そのように、ドーシャのバランスが崩れた状態が「病気」というわけです。

健康を保つために、風や火や水を加減してご飯を炊くときと同じように、体の中の症状をよく観察しながら、ヴァータ・ピッタ・カパを加減していきます。

図1

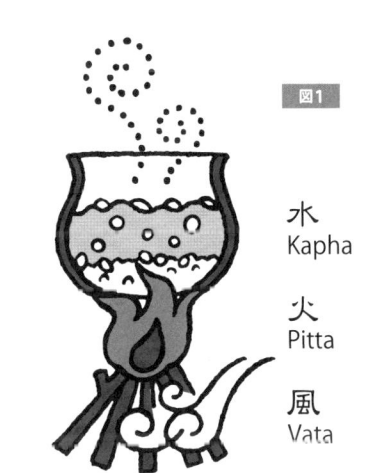

▼ドーシャの減らし方

たとえば色白でどっしりとした体型の人には重さと白さがありますから、カパが多いだけでなく、増えやすい体質でもあります。そのため、カパ性の病気にもかかりやすくなります。カパ性の病気とは、水っぽいものや粘液がでる病気、たとえば鼻炎や喘息などです。

どんな人でも、鼻がつまったり痰が絡むときにはカパが増えています。そんなときは、カパと同じ性質の「油性」で「冷たい」ものは食べないほうがいいのです。油分が多いてんぷらや、冷たいままの豆腐やお刺身などを控えればカパが減り、粘液の出も減りますから、不調も軽くなります。また、バナナやヨーグルト、きゅうりには体の中の粘液を増やす特殊作用がありますから（71頁参照）、こうしたものは避けるようにします。

けれども、ひとつの不調に対応しているのは、ひとつのドーシャだけ、というわけではありません。たとえば鼻水がでる場合、「水」が関係しているのでカパが増えていると考えがちですが、鼻水がでてくる「流れ」を止めるためには、動きの要素であるヴァータも鎮静させなければなりません。このように、ひとつのドーシャだけにこだわることなく症状をよく観察し、なにが原因でバランスを崩しているのかをみきわめて、増えすぎているドーシャを下げるようにしてください。

▼ドーシャを増やしてバランスをとってはいけない

バランスをとるといっても、増えてしまったひとつのドーシャと同じレベルにするために、ほかのドーシャを増やすという方法でバランスをとるのはよい方法ではありません。増えすぎたほかのドーシャによって、別の問題がおきてくるからです。まず、「増えたドーシャを減らすこと」を第一に考えます。

よくある間違いは、冷え性だから（カパやヴァータが増えているから）、温かくなるためにピッタを上げようとして、唐辛子を食べるという例です。唐辛子を食べれば、一時的に体は熱くなります。しかし、ピッタが上がってしまうと、温性以外のピッタの性質も一緒に増えてしまいます。たとえば、ピッタのなかの流動性が上がると、痔などの出血性の病気になる可能性があります。

アーユルヴェーダでは、いくらその方法が手っ取り早く、よく効いても、別の問題をおこすなら使うべきではないと言われます。ですから、カパやヴァータが増えて冷え性になったら、唐辛子ではなく生姜を食べます。生姜には、冷性を持つカパとヴァータの両方を減らす性質があるからです。カパとヴァータが減れば、結果的には少しピッタが増えます。だからといって、最初からピッタを増やすことだけを目的としたら、ピッタが極端に増えすぎて、それによる弊害がでてくるということです。

冷えを取るための良い例・悪い例

〈良い例〉冷える→生姜を食べる→ヴァータとカパが下がる（冷性が減る）→温まる

〈悪い例〉冷える→唐辛子を食べる→ピッタが上がる（一時的に熱くなる）→流動性が上がる
→出血性の病気になる（痔など）

増えすぎているドーシャによっておきる症状は、そのドーシャをどうやって減らすかを考えることで改善するようにしましょう。ヴァータを減らしたい人は25頁を、ピッタを減らしたい人は33～34頁を、カパを減らしたい人は40頁を参照してください。

もともとドーシャというのは、サンスクリット語で「汚すもの」という意味です。そのため、「病素」と訳されることもあるくらいで、どのドーシャも増えすぎてはいけない存在なのです。ひとつのドーシャが少なくなりすぎて問題がおきることもありますが、基本的には、ドーシャを増やすことよりも減らすことを考えましょう。

❸生まれつき変わらない体質「プラクリティ」

私たちの体では、3つのドーシャすべてが働いていて、2つしかないという人はいません。ドーシャが3つとも働かないと、生きていけないからです。しかし、3つのドーシャをぴったり3分の1ずつもっている人はほんのわずかです。多くの人が、生まれつきヴァータが増えやすいとか、すぐにカパが多くなるなど、特定のドーシャが優勢になりやすい傾向をもって生まれてきます。ヴァータが増えやすい傾向をもった人を「ヴァータ体質」、ヴァータがいちばん優勢だけれども、ピッタも多いという人であれば、「ヴァータ・ピッタ体質」と呼びます。*

このような、生まれながらにもっている体質のことを「プラクリティ」といいます。プラクリティは受精の瞬間に決まり、一生、変わらず、体格や生理的機能だけでなく、性格や好みなどにも影響を与えます。以下に、それぞれのドーシャが優勢な人の特徴をあげてみましょう。

◉ヴァータ体質の特徴（風の性質をもつエネルギーが優勢な人）

ヴァータは、風のように軽やかに動きまわるエネルギーですから、ヴァータが強い体質の人は動きまわることが好きです。体は痩せていて動きが素早く、歌や踊りや運動が得意。動くことが苦になりません。頭の中の活動も速いので、機転がきいて、おしゃべりが好きです。ひらめきに富んでいますから、芸術家に向いています。しかし心も動きやすいので、心変わりしやすく不安定で、ひとつのことを長く続けることができません。つねに刺激を求めているので、ギャンブルなどスリリングなことに惹かれます。好奇心が強く、流行にも敏感です。新しいものにパッと飛びつき、たちまち物にしますが、すぐに飽きてしまいます。冷え性で体力がなく、消化力や食欲は不規則でムラがあります。風の特徴である「不規則さ」があるので、身長が高すぎたり低すぎたりなどの極端さが生じることもあります。不規則さは目鼻立ちにも影響するので、個性的な顔立ちになることがあります。髪や皮膚は薄く、乾燥しがちです。

◉ピッタ体質の特徴（火の性質をもつエネルギーが優勢な人）

ピッタ体質の人は、体にも心にも熱があり、カッカしやすいという特徴があります。正義感に燃えたり、嫉妬に燃えたり、怒りに燃えたりすることが多く、曲がったことは許せません。しかし、その反面、「助けてほしい」と言われれば、それが敵であっても助けるという温かさをもちあわせています。また、心に熱があるということは、大胆で冒険心に富んでいるということでもあります。なにかにチャレンジして、克服したり達成したりすることを好みます。また、火の性質のひとつである「鋭い」という性質によって、すべてにおいてシャープで無駄がありません。話し方にも無駄がなく、目つきも鋭いため、少しきつい印象を与えることがあります。体型にも無駄がなく、中肉中背で標準的です。目鼻立ちもバランスよく配置されるので、美しく端正な顔立ちになります。ピッタの強い人は知的にも鋭いので、非常に頭がよく、リーダーシップをとることに向いています。しかし、ピッタの性質のなかには「悪臭」もあります。ピッタには、体内で働く酵素の機能を高める働きがあるので、悪臭はそのことと関係しているとされています。体臭や口臭が強くなることもあります。反面、ピッタが強い人は悪臭に対して敏感なので、芳香が大好きです。

＊プラクリティが何種類あるか？ということにはさまざまな考え方があります。古典書では、体質は7種類（ヴァータ体質、ピッタ体質、カパ体質、ヴァータ・ピッタ体質、ピッタ・カパ体質、カパ・ヴァータ体質、ヴァータ・ピッタ・カパ体質）であると書かれています。しかし、ピッタ・カパ体質とカパ・ピッタ体質を同じとみなすかどうかは、学者によっていろいろな解釈があります。これは血液型性格判断のように人間のタイプを何種類かに固定するものではありません。同じヴァータ体質の人でも、冷性と軽性が優勢な人と、乾燥性と変動性が優勢な人では違っています。ひとつのドーシャのなかでも、どの性質が優勢に現れるかを観察しなければなりません。このように考えると組みあわせは人間の数と同じように無限にあるのです。

◉カパ体質の特徴（水の性質をもつエネルギーが優勢な人）

細胞がバラバラにならず肉体のかたちを保っていられるのは、抱きしめる力をもつカパの結合力のおかげです。ですから、カパが多い人は、肉や脂肪が結合しやすいため太りやすくなります。身長や骨格も発達がよく、標準よりはやや大きめ。額や胸郭なども広くガッチリしていて、体力にも恵まれています。皮膚が厚く、髪の毛は濃く、天然パーマになることもあります。性格もどっしりしていて安定的。一度決めたらゆるぎません。やわらかく抱きしめるような包容力があります。あまり思い悩むことなく、一つのことをコツコツ続けることができます。カパには「遅い」という性質があるため、なにをするのもゆっくりで理解するのに時間がかかりますが、保持する力は強いので一度おぼえたら忘れません。結合する力は「集める力」でもあるので、物を集めてしまう性質があります。

❹自分の体質を知る——セルフ・チェックシート

48～49頁のセルフ・チェックシートを使って、自分の体質について知りましょう。それぞれの項目で自分にあてはまるものを選び、その数を合計します。点数の多いものが、あなたの体質です。

しかし、こうしたセルフ・チェックシートは、どれだけ念入りに作っても、あなたの生まれつきの体質（プラクリティ）をそのまま反映しているとはいえない場合があります。たとえば、生まれつきの体質がカパだったとしても、パン屋さんのように、毎日、熱い窯の前で何時間も仕事をするような職業であれば、環境から熱をたくさん受けるので、ピッタが増えてしまうこともあります。また、乾燥した冷たい食事ばかり食べて過激な運動をしていれば、元々の体質がなんであれ、ヴァータが増えてしまいます。高齢ならばどんな体質の人でもヴァータが増えていますし、子供ならばカパが強くなっています。春ならばカパが強く、秋ならばピッタが強く影響します。

このような後天的な影響と、生まれつきの体質を厳密に区別することはなかなか困難です。ですから、このチェックシートには、生まれつきの体質に後天的な要因がプラスされた、現在のドーシャのバランスが反映されているものと思ってください。

表の中では、ヴァータを「V」、ピッタを「P」、カパを「K」と略しました。「VP体質」とあれば「ヴァータ・ピッタ体質」ということです。

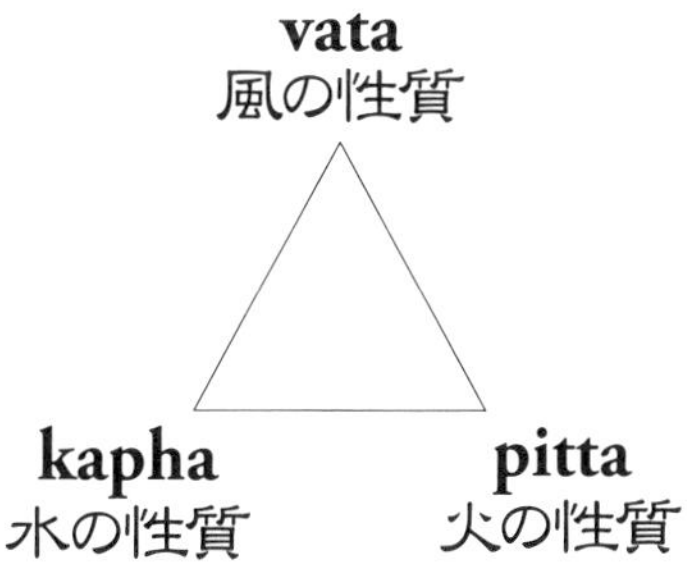

次頁の表でヴァータとピッタが同じように多い場合は「ヴァータ・ピッタ体質」、カパとヴァータが同じように多い場合は「カパ・ヴァータ体質」、ピッタとカパが同じように多い場合は「ピッタ・カパ体質」、ヴァータとピッタとカパが同じ数の場合は「ヴァータ・ピッタ・カパ体質」になります。

P（Pitta）	**K（Kapha）**
標準的	標準より少し背が高い
標準的	重い
標準的	厚い／胸郭が広い／発育がよい
白髪	しっとりした黒髪／天然パーマ
温かい／赤みや黄色味がある	しっとりして滑らかで冷たい
手指4本の横幅と同じくらい	手指4本の横幅より広い／丸みがある
目つきが鋭い／白目が充血しやすい	大きくてうるうる／白目が白い
皮が薄くぽってりして赤く艶がある	厚くて大きい
歯が黄色い／歯並びが動きやすい／出血しやすい	白い／大きくて丈夫
普通	深い／響きがある
必要なことを必要なときに必要なだけしゃべる	無口／ゆっくりしゃべる
必要なことはきちんと覚えている	理解は遅いが長く覚えている
おしゃれ／香水、アクセサリー、服などを買う	家にいること／読書／講座に行く
赤味がある／ほくろやそばかすがある／つやがある	色白で厚みがある皮膚
物音がしたらすぐ起きるが、またすぐ眠れる	朝までぐっすり起きない
赤い／暗い／火／戦う／恐ろしげな夢	夢はあまりみない／水に関した夢
空腹感が強い／空腹を我慢できない	普通
よく喉が渇く	あまり感じない
下痢気味／一日に2度以上行く	普通
短気／正義感が強い／計画的／プライドが高い	包容力がある／のんびり／マイペース
必要なことだけサッと行動して無駄がない	遅い／動きだすまでに時間がかかる
友達を選ぶ	ひとつのことを継続するので友人が多い／恥ずかしがり
完璧主義／負けず嫌い／頑固	一度決めたら信念は固い／忍耐強い
炎症／潰瘍／出血性の病気	呼吸器系の病気／糖尿病／肥満
口内炎／胸焼け／痔	痰が絡む／鼻がでる／むくむ
きちんと片付いている／使ったものが元のところにないと嫌	捨てないので物が多い／あまり気にしない
とてもよく汗をかく／体臭がある場合も	普通／体臭はない
論理的／リーダーシップがある	収集家／博識／集中力がある
無駄が嫌いなので節約家だが必要なことには惜しまない	節約はしないが積極的にお金を使わない／貯蓄する
時間やお金の無駄が嫌い／悪臭	運動／新しいこと／面倒くさいこと
中肉中背／筋肉はしなやか	丸みがある／脂肪が厚い／骨太
計画的にきっちりこなしていく	始めるのは遅いが最後までやり通す
チャレンジしようとする／大胆で勇気がある	静観する
嫉妬が強い／場合によっては攻撃的	あまりない
怒りやすいが相手が謝れば許す／喜びをみつける	安定している
Pitta：合計　　　　　個	**Kapha**：合計　　　　　個

CHECK SHEET
セルフ・チェックシート

ドーシャごとにあてはまる項目の数を合計して、いちばん点数の多いものが、あなたのなかで優勢になっているドーシャです。チェックしてみて、3つのドーシャのどれかが突出して多いようであれば、バランスが悪くなりがちなので、それを正しくしていく必要があります。多くなりすぎているドーシャが減るような食べ物や調理法をとりいれ、生活習慣もみなおして、ドーシャのバランスを調整していきます。

V（Vata）

身長	極端に背が高いか低い
体重	軽い
胸板	薄い／幅が狭い／貧弱
髪の毛	乾燥／枝毛／脱毛しやすい
皮膚	乾燥して冷たい／粗い
額	手指4本の横幅より狭い
目	細い／小さい／くすんだ感じ／きょろきょろする
唇	薄い／小さい／ひび割れた
歯	歯が長い／出っ歯／乱杭歯
声	高い声
会話	おしゃべり／どんな話題でも話に加わる
記憶力	覚えるのも早いが忘れるのも早い
好きなこと	歌／踊り／笑い／運動
顔の皮膚	薄い／乾燥／皺が多い／くすんで茶色っぽい
睡眠	寝付きが悪い／眠りが浅い・短い／夢をみる
夢	走る／飛ぶ／追いかけられる／恐怖／動く物の夢
食欲	ムラがある
喉の渇き	普通に感じる
便通	便秘気味／硬い／少ない
性格	流行に敏感／飽きっぽい
動作	速い／貧乏揺すりなどの癖がある
社交	隣にいる人とすぐ仲良くなれるが長く続く友人は少ない
信念	周囲にすぐ影響される／気が変わりやすい
かかりやすい病気	神経痛／精神疾患
よくでる不調	疲労／すぐ風邪をひく／痛みに弱い
部屋	ちらかりがち／引っ越しが好き／よく模様替えをする
汗	あまり汗をかかない
才能	アイデアが豊富／芸術的センスがある
金銭	浪費家／ギャンブルの刺激が好き
嫌いなこと	じっとしている／同じことを続ける
スタイル	小顔／細い／華奢／貧弱
行動	やりたいことは多いがやり通せるものは少ない
不慮の事態に対して	驚く／動揺する／臆病
敵意	急に攻撃的になったり誤解したりしがち
感情	喜怒哀楽が激しい／すぐ泣く／感激屋／情緒不安定

Vata：合計　　　　　　　個

ものだ。なぜわざわざ、蜂蜜を加熱する必要があるのだろうか？　ここには効率の問題がある。ミツバチが花から集めてきたばかりの蜜は水分が多く、糖度はまだ60%程度。ミツバチたちは、その薄い蜜に羽ばたきをして風を送り、蜜のなかに含まれる水分を飛ばしていく。蜂蜜はミツバチによって熟成され、最終的には糖度80%くらいにまでなる。これが、完熟したほんとうの蜂蜜だ。しかし、ミツバチたちが行なう熟成には時間がかかる。そのため、最近は水分が多い状態で採蜜してしまい、人工的に熱をかけて水分を飛ばすという処理が行なわれている。これが、蜂蜜が加熱されてしまう理由なのだ。

▶何度までなら加熱してもいいのか？

ミツバチによる熟成を待って、蜂蜜を採る養蜂場もないわけではない。しかしここでも、瓶に詰めるため、熱をかけて蜂蜜の結晶を溶かすことがある。これに関しては、60℃までならば酵素が壊れないとか、45℃から香りや酵素に変化が生じるという経験則など、さまざまな見解がある。しかし、決定的なデータはまだない。アーユルヴェーダの古典書には、高熱をだした病人が蜂蜜を食べると毒になると書かれているので、そこから考えると、おおよそ40℃以下の加熱にとどめるべきというのが妥当だろう。しかしインドには、直火で熱をかけるのでなければそれほど悪くないという考え方もあり、南インドでは、水分の多い蜜を採取して、日光にあてて濃縮するという方法がとられている。日本の養蜂業者のなかにも、詰め替え作業で結晶を溶かす必要があるときは、直接、熱をかけることはせず、湯煎で温めているというところもある。

▶よい蜂蜜はどこにある？

本物の蜂蜜は、時間がたてばかならず結晶して固まる。花粉が含まれているからだ。だから、結晶している蜂蜜は人工的に作った物ではないと言える。しかし、アカシアの蜂蜜などは結晶するまでに１年くらいかかるし、結晶した蜂蜜に水飴が混ざっていても、素人にはみきわめがむずかしい。そのうえ、加熱処理が行なわれていないものをみきわめる必要があるとなれば、素人は完全にお手上げである。

加熱処理が行なわれた蜂蜜では、HMF（ヒドロキシメチルフルフラール）という物質が増えるので、それを調べればすぐにわかるのだが、日本の「全国はちみつ公正取引協議会」が設けている基準には、加熱か非加熱かというチェック項目自体がないので、残念ながら、この協議会が発行している「公正マーク」は「よい蜂蜜」を選ぶ助けにはならない。

ヨーロッパには蜂蜜の取引に厳しい法律があり、巣の中で自然に濃縮されたものを非加熱で処理しているものしか「蜂蜜」としての販売は許されていないので、まったく手を加えていない純粋蜂蜜を手に入れようとするなら、厳しい法律のもとで蜂蜜の処理をしている国（たとえばドイツなど）から輸入された蜂蜜を買うしかないのかもしれない。しかしそれでも、船便で赤道を越えてきた場合などは、コンテナの中で長時間、40℃以上の熱がかかってしまう。

結局、現時点では、信頼のおける養蜂家から直接買うしかないということだろう。

引用文献：「アーユルヴェーダの概念と現代医学の対応――アーマとAGEsの類似性およびウコンによるAGEs生成抑制」富山大学和漢医薬学総合研究所、医療法人ホスピィー、金沢大学大学院自然科学研究科　小川弘子、八塚幸枝、許鳳浩、上馬場和夫、浦田哲郎、御影雅幸

Column

蜂蜜の威力――甘いのに痩せる！ 加熱すると毒に？

▶甘いのに痩せる！

蜂蜜は、世界中の伝統医学でケガや火傷の塗り薬として、また目薬などとしてももちいられてきたが、アーユルヴェーダでは、とくにカパを減らす最高の良薬として知られている。甘いものを食べればカパが増えて太るはずだが（38頁参照）、蜂蜜だけは例外で、食べても太らず、それどころか、逆にカパを減らす痩せ薬として使われている。

蜂蜜は糖度が高いので、浸透圧で水分を奪って乾燥させる性質がある。そのため、カパだけでなく、少し油性であるピッタも下げる。傷を治す力が強いので、炎症や潰瘍などにも効果がある。しかし、乾燥性のあるヴァータは上げてしまうので、ヴァータ体質の人は、蜂蜜をあまりたくさんとらないほうがよい。

いずれにせよ、こうした薬効があるのは本物の蜂蜜の場合だけだ。本物の蜂蜜には、甘さだけでなく独特のエグミのような味があるが、アーユルヴェーダの古典書では、この味を「粗さ、鋭さ、渋味」と表現し、「この味ゆえに、カパに打ち勝つことができる」としている。

しかし、日本で普通に売られている「加糖はちみつ（蜂蜜を60%以上含むが、ほかの糖類も加えられている）」では、カパに打ち勝つ薬効は薄く、とりすぎると太ってしまうので注意が必要だ。また、アーユルヴェーダでは、「蜂蜜は熱に触れると毒になる」といわれる。だから、本物の蜂蜜の薬効を手にいれようと思ったら、混入物のない、加熱されていない蜂蜜を探す必要がある。

▶加熱した蜂蜜は毒!?

なぜ、加熱した蜂蜜が毒になるのかについては、ビタミンの減少や酵素の破壊など、さまざまな説がある。2008年に発表された富山大学和漢医薬学総合研究所と金沢大学の共同研究によると、生蜂蜜を100℃で30分間加熱すると、蜂蜜のAGEsが、加熱していない蜂蜜にくらべて、なんと８倍以上も増加していることがわかった。AGEsというのはAdvanced Glycation Endproductsの略で「終末糖化産物」と訳される。これは、動脈硬化や皮膚の皺、白内障などの老化現象をもたらす毒素である（AGEsを多く含む食事を与えたマウスは、少ないマウスにくらべて寿命が10週間も短くなったという実験報告もある）。この研究により、蜂蜜は加熱すると毒になるというアーユルヴェーダの知識が正しかったことが証明された。

しかし、世界の伝統料理のなかには、蜂蜜を煮たり焼いたりするものが数多くある。なぜそのような料理が長いあいだ受け継がれてきたのだろう。彼らは無知だったのだろうか。このような問いに対しては、この共同研究で行なわれたもうひとつの実験が、興味深い示唆を与えてくれる。先の実験と同じ条件で蜂蜜を加熱しても、そこにターメリック（鬱金《うこん》）が加えられていると、AGEsの増加は1.5倍にしかならないというのだ。伝統料理のなかには、スパイスやほかの食材などと組みあわせることによって、毒素の発生を抑える知恵が生きているのかもしれない。残念ながら、まだその秘密は解き明かされていないので、いまのところ、蜂蜜はやはり加熱されていないものを選ぶ必要がある。

▶蜂蜜を加熱するわけ

ところが残念なことに、現在、日本で市販されている蜂蜜のほとんどが、加熱処理を施された

3 消化のしくみを知ろう――正しい食べ方とはなにか?

❶神話に隠された不老不死の秘訣……オージャス

ヒンズー教徒のインド人なら誰でも知っている神話に「乳海攪拌《にゅうかいかくはん》」という物語があります。不老不死の薬である甘露（アムリタ）を作るため、神々と悪魔が協力してミルクの海を攪拌するという話なのですが、この物語はインドだけではなく、アジア諸国でも広く知られていて、カンボジアのアンコールワット遺跡は、このミルクの海を攪拌するというダイナミックなシーンのレリーフで埋め尽くされています。神話の筋書きを、もう少し詳しくご紹介しましょう。

あるとき、神々と悪魔達は大海を攪拌して不老不死の薬を作るため、マンダラ山という大きな山をもってきて、海の中に投げ入れました。その山に大蛇をまきつけ、両側からひっぱって山をグルグルまわすと、山に生えていた大木や薬草はすべて海の中に流れ込み、粉々に砕けて溶かされてしまいます。海の生き物たちもつぶされて海水にとけ込み、海はそれらのものが混ざったミルクのようになりました。それでもまだグルグルグルグルまわし続けると、ミルクのようになった海から、役に立つ宝物が次々と飛び出てきます。そして最後に、壺をもった神様が海の中から現れます。アーユルヴェーダの神様であるダヌワンタリ神の誕生です。壺の中に入っていたのは不老不死の薬である甘露（アムリタ）で、これを飲み干した神々は、それ以降、年もとらず死ぬこともなくなりました。

一見、荒唐無稽に思える神話ですが、実は、ここには不老不死の秘訣が隠されています。「大海」とは私たちの体です。そこに海山のいろいろな動植物を入れ、つぶしてグルグルかき混ぜるという作業は、「消化」と同じです。

消化の第一段階では、食べ物から吸収された養分によって乳糜《にゅうび》*という栄養液が作られます。まさにミルクですね。乳海から、すばらしい宝物が次々とでてきたように、アーユルヴェーダでは、この乳糜から体組織が次々作られていくと考えます。乳糜から血液が作られ→筋肉→脂肪→骨→骨髄・脳神経→精子・卵子と、順番に体の組織が作られていき、最後に「オージャス」という、生命エネルギーを凝縮した〝しずく〟のようなものが生まれるとされているのです。

このオージャスが充分にあると免疫力が高まり、体力が増して病気をよせつけません。いきいきとした若さが与えられ、顔が艶めき、幸福感にあふれてヤル気がでます。まさに、神話のなかの甘露（アムリタ）のようなもので、オージャスがなくなると、人は死んでしまいます。ですからオージャスは「生命素」と訳されることさえあります。

オージャスは食べ物から作られる結晶のようなものですから、人間が食べた何日分もの食べ物から、ほんのわずかしか作られません。食べ物のなかの養分が吸収されて乳糜になり、乳糜のなかのいちばん

＊腸壁から吸収された脂肪粒や脂肪酸、グリセリンを含んで乳白色になったリンパ液。食後、腸管からリンパ管にみられる。

よい部分から血液が作られ、さらにその血液のなかのいちばんよい部分から筋肉が作られます。このように、体組織のなかで順々に次の段階へと代謝され、最後に凝縮されたエッセンスがオージャスなのです。

ですから、食事をするときは、日々必要なカロリーを補うだけでなく、「オージャスが作られるように食べる」ことが大切です。オージャスになりにくいものばかり食べていてはダメですし、せっかくよいものを食べても、うまく代謝されなければオージャスにはなりません。そのため、棒をグルグルまわして攪拌する作業、つまり「消化力」が重要な鍵となってきます。

アーユルヴェーダの食事法では、まず、「消化力を損ねないように食べること」、そして「消化力を強くする方法を学ぶこと」が最初のステップとなります。

❷食事から作られる毒素……万病のもとアーマ

消化力がうまく働けば、生命力の素であるオージャスができます。では、うまく働かない場合はどうなるでしょうか？　オージャスとは逆に、うまく代謝につかわれなかった養分は毒素となって体に残り、病気の素となります。この消化不良によってできた毒素を、「アーマ（未消化物）」と言います。

アーマは、最初は薄い粘液のようなもので、体の中をさまよっています。ところが、体の中の弱いところをみつけるとそこにへばりつき、体内をめぐる経路*をブロックして、痛みや凝りをひきおこします。

それだけではありません。へばりついたアーマは、時間がたつにつれてどんどん粘度を増していき、病を生む土台を作ります。現代医学に則して言えば、コレステロールなどもアーマの一種です。しかしアーユルヴェーダでは、血管内だけでなく、もっと微細な経路にも入っていくものとしてアーマをとらえています。これは、アーユルヴェーダだけの、独創的な毒素の概念です。
一度アーマができると消化力が下がってしまうので、またアーマができるという悪循環に陥ります。
ですから、病気の治療は、まずアーマをとりのぞいて消化力をあげることからはじめます。

❸消化力とはお腹の中の焚き火……アグニ

アーユルヴェーダでは、消化力のことを「アグニ」と呼びます。アグニは「火」という意味で、火の神様の名前でもあります。

古代インド人は、「お腹の中にアグニの神様が住んでいて、消化の火を燃やしている」と考えました。これは一見とても原始的な譬え話のようにみえますが、消化の本質をよくとらえています。火は、たとえば木を燃やすことで熱や煙や灰などを作りだすように、「変換する力」をもっています。同じように消化も、私たちの体とは組成の違う食べ物を、私たちの体の組織を作る材料になるように「変換する」働きをします。糖や脂肪やタンパク質を、消化酵素の力で人体に吸収されやすいものに変換するわけです。この変換作業こそが消化の本質。こうした消化の力を、「火」に喩えて表したインド人の分析力はなかなかのものです。

実際に、消化酵素を効率よく働かせる方法は、火を扱うときの方法と、とてもよく似ています。消化酵素は、体温より低い温度ではうまく働きません。水をかけると火が消えてしまうように、冷たいものを飲むとアグニ（消化の火）も消えてしまうのです。また、たとえば竈《かまど》に薪をぎっしり詰め込んでも、火は

＊人間の体の中には、水や食物などさまざまなものを運ぶ13種類の「スロータス」という運搬経路がはりめぐらされていると、アーユルヴェーダでは考えます。（74頁参照）

うまく燃えません。それと同じように、食べすぎるとアグニがうまく働かなくなります。

今でもインドの人達は、「お腹のアグニの神様に供物を捧げるように食べなさい」といいます。火の神様に冷たい水をかけては失礼ですから、冷たいものの飲み食いはしない。古いものや残りものをさしあげるのも失礼ですから、新鮮なものだけを食べる。あるものならなんでもいいとばかりにどかんとお供えするのではなく、毎日、質のよいものを心を込めて慎み深くお供えする。このようなインドの食事作法は、火の神様を敬っているようで、実は自分の消化力を守ることにつながっているのです。こういうところにもインド人の賢さがよくあらわれていますね。

❹親玉アグニと13種類のアグニの関係……消化と代謝

アーユルヴェーダでは、13種類のアグニ（消化の火）が体内で働いていると考えます。いちばん大きなメインのアグニは、胃と小腸にあって、食べ物を燃焼させ、体に吸収できるかたちに変える役割を担っています。つまり消化液に含まれる消化酵素のような働きをしているわけです。残った12種類のアグニのうち、５つは肝臓にあり、吸収された栄養素を五大元素に分解して、体の中で使えるものに作り替える働きをしています。あとの７つは骨や筋肉など、体組織の中に散らばっていて、それぞれの体組織を作る代謝の役割をしています。たとえば骨には骨担当のアグニがいて、カルシウムなど、骨に必要な栄養を集めて骨を作る作業をします。このアグニの働きが悪くなると、骨粗鬆症などの病気がおきます。そういうときは、骨のアグニを強める薬を使いますが、同時に、お腹にあるメインのアグニを強くする処方もします。お腹にあるメインのアグニが、ほかの12のアグニに力を送り、支えている親玉だからです。ですから、胃と小腸にあるメインのアグニを整えることが健康の支えになります。

❺癌も肌トラブルも消化力から

私は10年以上、アーユルヴェーダ医師であるインド人のDr.サダナンダ・P・サラデシュムクを師匠と仰ぎ、氏の診療に立ち会ってきましたが、最初の1年で学んだことは、ほとんどすべての病気に消化力が関係しているということです。一見、消化とは関係ないような精神疾患や眼病の場合でも、治療はまず消化力を立てなおすことから始めます。これは大きな驚きでした。癌のような重篤な病気の患者さんの場合でも同じです。西洋医学なら、手術をして腫瘍を取ってしまうか、放射線や化学療法で腫瘍を破壊するか、そのどちらかから始めるでしょう。でも癌は、癌に冒された異常な細胞が正常な細胞に置き換わればそれでいいのですから、アーユルヴェーダでは、細胞の代謝が正しく行なわれるよう、まず消化力を正すことから治療を始めます。*

これは体のどこに異常があっても同じです。たとえばお肌が荒れてボロボロになったとき、マッサージやパックも効果はありますが、いちばん大切なのは、そこに新しく健康な皮膚が形成されるよう新陳代謝を促すことです。新陳代謝というのは、アグニの力です。ですから体に現れた異常を根本的に解決しようと思うなら、たとえ皮膚や髪の毛の問題であっても、まずは消化力を整えることから始めるのです。消化力がよくなればオージャスが作られ、鬱病などの精神的な問題も軽減されます。

*アーユルヴェーダで癌を治療するプロジェクトでは、現代医学的な治療だけの場合や、アーユルヴェーダの治療だけの場合よりも、現代医学とアーユルヴェーダを併用した場合にもっとも生存率が高いという結果がでています。放射線や化学療法などで弱ってしまった体力や免疫力をアーユルヴェーダでサポートしながら治療することで、より高い効果がだせるようです。アーユルヴェーダによる癌治療プロジェクトに興味のある方はサトヴィック・アーユルヴェーダスクール E-mail:info@satvik.jp へお問い合わせください。

では、消化力がよいというのは、どういう状態でしょうか？　一般的に「胃腸が丈夫」と言われる状態とは少し違います。アーユルヴェーダを知るまで、私は自分のことを消化力が強いと思っていました。多少問題のあるものを食べても、お腹をこわすようなことはありませんでしたし、大食漢で、「鉄の胃袋」を誇っていました。でも、アーユルヴェーダからみると私の消化力は大変弱いものだったのです。幼い頃から喘息に悩まされていたのですが、それは食べてもうまく消化できないため、体の中で粘液が増え、気管支に絡みついていることが原因だと指摘されました。喘息は肺の問題だと思っていたので、消化と関係があるとはまったく思っていませんでした。しかし、実際に粘液を排出して消化力をあげる治療をした結果、すでに10年以上、喘息の発作を起こしていません。

よい消化力とは、粘液やガスや酸などの余計な副産物を作らずに、食べたものをきれいに燃やす力のこと。食べたものを、とりこむべき養分と、排泄されるべき老廃物にハッキリとわけ、必要なものを効率よくとりこんで骨や筋肉などを作る正常な細胞にかえていく力なのです。

❻消化のしくみ……アグニとドーシャ

現代医学からみても、胃と小腸は消化の要です。消化吸収の最初の段階でなにがおきるかを、ここでみておきましょう。

食べ物はまず胃で砕かれ、十二指腸の中で胆汁や膵液などを浴び、たくさんの消化酵素によって溶かされて、おもに小腸内で吸収されます。小腸は直径3～5センチの管で、内側には無数の襞《ひだ》が並んでいます。襞には、約1ミリの細かい絨毛《じゅうもう》がびっしりと生えていて、1本の絨毛の表面は、さらに細かい微絨毛で覆われています。長さ1ミクロン（1000分の1ミリ）にしかならない微絨毛の表面から私たち人間は消化された食物をとりこんでいるのですが、そのとりこみ口はとても小さく、人体をスカイツリーほどに拡大しても、微絨毛の長さは0・4ミリにしかなりません。

私たちが体内にとりこめるのは、顕微鏡を使ってようやく見えるほどの超微細な穴を通過できるまでに砕かれた食べ物、消化酵素によって人体に適合するかたちに変換された食べ物だけです。そこまでしてようやく、私たちは食べたものを体内にとりこむことができるのです。この重要な変換作業を行なっているのがメインのアグニというわけです。

アグニが、強すぎても弱すぎても消化はうまく行なえません。ご飯を炊くとき、火が強すぎると焦げてしまいますし、弱すぎると芯の残ったドロドロのご飯になってしまいますが、それと同じです（41頁図1参照）。アーマというのは、真っ黒に焦げたご飯や、ドロドロご飯のようなもの。3つのドーシャのバランスがとれていれば消化の火もちょうどよく燃えますが、ドーシャのバランスが崩れ、アグニが弱くなると、アーマができてしまいます。不規則な食事や、ムラのある食事、暴飲暴食、夜更かし、ストレスによってもアグニはダメージを受けます。しかし、アグニにもっとも大きなダメージを与えるのは、「食べ方の間違い」です。ですから、まずはアグニの力を最大限に活かす、正しい食べ方のコツを覚えましょう。これはいちばん大切なことなので章をあらためて、「第6章 食べ方のルール」（144〜157頁）にまとめました。自分の食習慣を見直してアグニが快調に働けるようにしてください。

❼アーマ（未消化による毒素）の排毒法

ストレスや食べ方の間違いによってアグニが乱れると、消化不良になり、私たちの体のなかにアーマ（毒素）が作られます。

Column

食事の前後にすること

消化の火＝アグニの力の強さを表すのは食欲である。食事を始める前に、充分、食欲をかきたてておけば、消化の火が燃え盛っているタイミングで食事をとることができるので、食べたものがよく燃え、消化吸収、代謝がスムーズに行なわれる。そのため、アーユルヴェーダでは、食事の前に生姜を食べるようすすめている（62～63頁参照）。生姜は食欲を刺激し、消化の火を大きくする。消化の火を大きくしてから食事をとるようにするのだ。痩せている人を太らせようというときは、ほんの少し、ワインなどの食前酒を飲むこともすすめられる。

昼食の後にすすめられるのは、バターミルクだ。バターミルクは食後に満足をもたらし、食物塊を砕き、やわらかくし、栄養をいきわたらせ、食べたものが身体組織内に迅速に順調に同化吸収されることを助ける。バターミルクは、ミルクを発酵させたヨーグルトからバターを作るときに分離されてでてくる液体だが、水にヨーグルトを溶かしてよく攪拌すれば同じものが作れる（140、165頁参照）。ヨーグルトは、粘液を増やし経路の閉塞を招くものだが、水をたして濃度を薄め、きちんと攪拌すれば、その悪い性質をなくし、よい性質だけを残せる。そうやって作ったバターミルクは、経路の閉塞をなくし、吸収を高めるすばらしい消化促進剤になるのだ。ヨーグルトの渋味はドーシャのバランスを整え、食事の最後をしめくくってもくれる。

日本では和食の最後に緑茶を飲むが、これも渋味のものだ。塩味、酸味の強い和食と、うまくバランスがとれるコンビネーションである。

食事の前と、食事の後、このタイミングを活かせば「ただの水でさえも薬として使える」と、古典書には書かれている。たとえば、痩せたい人は、食事の前に少し水を飲む。それだけで、食欲をうまくおとして、食べる量を減らすことができる。逆に太りたい人は、食事のあとに水を飲むようにすれば体重を増やすことができる。水さえも薬にしてしまう古典書の知恵には、敬服するばかりである。

サンスクリット語で「健康」を意味する「ニラーマヤ」という言葉は、ずばり「アーマがない」という意味。逆に、「病気」を意味する「アーマヤ」という言葉は、「アーマがある」という意味です。アーマは、それほど「健康を害するもの」と考えられているのです。

アーマは、粘り気があり、濁ってベタベタした性質のものです。最初のうちは粘度も薄く、体内をさまよっているだけですから、この状態のうちに燃やしてしまえばいいのですが、溜めてしまうとやっかいです。その人の体の弱い部分や古傷にくっつき、そこに病気の根を作っていくからです。体の中にアーマがあるかどうかを観察し、アーマがあるようなら、それをとりのぞくよう努めましょう。

アーマ（毒素）を調べる

＊アーマがあるかないかの見わけ方

自分の体にアーマがあるかないかを調べようと思ったら、体からでてくる排泄物をよく観察することが必要です。朝起きたら、体の調子や便の状態をよく観察します。鏡を見て、舌も観察してください。

次のうちひとつでもあてはまるものがあれば、アーマがたまっている可能性があります。

アーマがあるときの特徴

口の中

●白い舌苔がつく。●唾液がですぎる。●味覚がにぶくなる。

排泄物

●便、尿、おなら、口臭、汗などが臭い。●便、尿、汗に粘り気がでる。●便が水に沈む。

全身症状

●体が重く感じる。●熱がでる。●疲れやすい。●体力が衰える。●行動に素早さや覇気がない。

自分の体をよく観察し、アーマがたまっているかどうかを見きわめましょう。

アーマ（毒素）をなくす

＊アーマをなくす方法

アーマがあるな、と感じたら、日常的に以下のようなケアを行なってアーマをなくしていきます。すっきりして、体が軽くなるのがわかると思います。将来大きな病気にかからないよう、予防することにもなります。

①舌苔を掃除する

朝おきて舌が白い苔に覆われていたら、それはアーマが溜まっているサインです。そのままだと味覚にもよくないので、舌を掃除しましょう。金属やプラスチックなどでできたヘラ状のタングクリーナーで、舌の上をそっと撫でるようにして苔をかきだします。力強く行なうと舌の表面を傷つけますので、軽く、ほんの1～2回で充分です。これだけで、口中がとても爽やかになり、味覚がよくなります。

②白湯を飲む

薬缶に水を入れて沸かし、ポットに入れて、冷めないうちに飲みます。白湯の温かさがアグニの火の力を助け、老廃物を流すのに効果があるとされます。コーヒーやお茶と同じように飲めばいいだけで、無理やり大量に飲む必要はありません。（64頁参照）

③生姜を食べる

生姜は、マハーオーシャダ（偉大な薬）という別名もある生薬です。辛みのある食物には消化を促進させる働きがありますが、体の熱を必要以上にあげて、害がでてしまうこともあります。けれども生姜は、辛味で消化を促進するにもかかわらず、胸焼けや排泄時の灼熱感などの問題をあまりおこしません。食事の20分ほど前に、「薄切りにした生姜にレモン汁と岩塩をかけたもの」を一切れ食べておくと、アー

マをなくすだけでなく、消化力があがって、アーマの生成そのものを防ぎます。（83頁参照）

④食事を抜く

アーマがあるときは、体に栄養をいれないほうがいいのです。燃え残っているものを、まず燃やす必要があるからです。しかし、ピッタ体質の人は、長時間空腹にしないほうがいい場合もあります。そんなときには、スープやミルクだけを飲む「液体断食」を行なうことがすすめられます。また、断食は、一度に長期間行なわず、曜日を決めて週1回など、定期的に行なうほうが危険が少なくなります。貧血の人などにはすすめられませんので、専門家の指導を受けて行なってください。

⑤重い食事をやめてお粥にする

揚げ物、油っこいもの、肉、魚、パスタなどは消化に重い食べ物です。アーマがあるときは、消化されやすい軽いものを食べてください。お粥やうどんがおすすめです。また、１２４頁で紹介する『ルビースープ』を頻繁にとると排毒効果が高くなります。

⑥運動して汗をかく

運動して体を熱くすることも、アグニの働きを助けてアーマを燃やします。しかし、やりすぎは逆効果です。自分の体力の半分くらいがちょうどよいと、古典書には書かれています。運動を続けて、鼻の頭や額にうっすら汗をかくぐらいになったら、それで充分です。口でハアハアと息をする状態になったら、やりすぎです。

Column

白湯の効用

アーユルヴェーダの処方のなかで、いちばん手軽にできるのが白湯を飲むことだ。ただ白湯を飲んだだけなのに、便秘が治った、下痢が治った、体重が減った、肩凝りが治った、むくみが消えた……などなど、たくさんの報告がある。水でさえも上手く使えば薬になることの顕著な例だろう。

白湯は、普通に沸かしたお湯でもよいが、煮詰めたもののほうが作用が高いとされる。たとえば1リットルの水を薬缶に入れた場合、半分の500ミリリットルになるまで蓋をしないで煮詰める。そうやって作った白湯は、ほんのり甘く、消化に軽く、温かいので、ヴァータとカパの両方を減らす効果がある。消化力を上げて食欲を増進させるだけでなく、風邪や喘息にも効果があり、老廃物の排泄を促す働きもあるので、便秘や鼻づまり、ガスがたまっているときにも効果的だ。ヴァータの方向性を正しくするので、しゃっくりのときにも使える。

夏は、このようにして作った白湯を湯ざましにして飲んでもかまわないが、熱いうちにポットに入れて、お茶がわりに少しずつ飲むのが理想的。とりたててミネラルウオーターを使う必要はないので、実に安上がりだ。

最近では白湯ダイエットが流行しているが、アーユルヴェーダからみても理にかなっている。岡山県立大学の研究［註］では、10℃の冷たい水を飲んだときと、37℃（体温と同程度）のぬるま湯を飲んだときとをくらべると、37℃のぬるま湯を飲んだときのほうがエネルギー消費量が高まるという結果がでている。温い白湯は、体内のアグニ神の「燃やす力」を助けているのだ。

註………「摂取する水の温度が若年女性のエネルギー代謝、自律神経活動に及ぼす影響」西田美奈子（岡山県立大学）他＝著

4 なにを食べればよいのか？――避けるべき食べ物を知る

自分の体質にあう食べ物をみつけようと思ったら、まずは「どんな食べ物を避けるべきか」を知ることが大切です。それさえ避ければ、あとのものは「食べ方を工夫すれば大丈夫」ということだからです。基本的には、体組織や心の質を落とすもの、ドーシャを大きく乱すものが、避けるべきものですが、なによりもまず、自分のアグニの力では消化しきれないほど重い物は食べないことが重要です。では、消化に重いものと軽いものはどうやって見わけたらいいでしょうか？

❶消化に重すぎるものを避ける……重性と軽性の見わけ方

胃薬などのコマーシャルに、錠剤が泡をだしながらサーッと溶けていくシーンがありますね。消化に軽いものとは、体の中に入ったとき、あのような状態になるイメージです。消化の過程ですみやかに分解・吸収されるものが軽性です。

重性は、その反対。分解・吸収されるのに時間がかかります。肉、魚、乳製品、ナッツ類、油脂類などは消化に重い重性ですから、消化力の弱い人が毎日大量にとることはすすめられません。しかし、スポーツや肉体労働をして消化の火が強くなっている人は、毎日食べてもかまいません。消化力が強い人は、むしろこのようなものを食べなければ体が弱ってしまいます。消化力が強くなる冬にも、重いものをとる必要があります。しかし、どんな場合でも、重性の高いものを大量に常食するのは考えものです。

とくに、牛肉、レンコン、ごまペースト、パスタ、きのこ、チーズなどの乳製品は消化に重いので、消化力が弱くなる夕食にはあまりすすめられません。

重い軽いを決めるひとつの要素に、密度というものがあります。肉のなかでいちばん重いのは、密度が濃い内臓肉（とくに代謝のいちばん最後にできる生殖組織はもっとも重い）で、いちばん軽いのはもも肉です。植物であれば、根がいちばん重く、茎、実、花、葉の順に軽くなります（図2）。

不活発な動物よりも、活動的な動物の肉のほうが軽性です。大型動物と小型動物であれば、小型のほうが軽性です。また、動物には育った環境の性質が入り込みますから、沼地で育つ水牛のミルクは重く、乾燥した岩場を跳ねまわる山羊のミルクは軽くなります。

さらに、加工法や量によっても重軽は変わってきます。食物繊維の多い葉物野菜を生で食べると消化に時間がかかるので重くな

図2

食物の重性・軽性

右にいくほど重性、左にいくほど軽性の食物。

軽性
空・風・火

重性
土・水

小型・活動的・乾燥地に棲む ←【動物なら】→ 大型・不活発・沼地や水中に棲む

雌 ←【性別なら】→ 雄

【肉の部位なら】
血・筋肉・脂肪・骨・骨髄・生殖器
腿・肩・腰・胸・頭・前脚・胴・背・皮・内臓・睾丸・陰茎

【植物なら】
葉・花・実・茎・根

【加工法による変化】
調理 ←（繊維の多い葉物野菜）→ 生
煎る ←（穀物の粉）→ 団子

【軽性の食物】
鶏肉
うずら
野兎
大根
人参
ムーング豆
ザクロ
バターミルク
古米

【重性の食物】
牛肉
豚肉
レンコン
小麦
ナッツ類
ごまペースト
パスタ
きのこ

りますが、調理することによって軽くなります。逆に、軽性のものでも、量をたくさん食べれば重性になります。穀物の粉は、煎って食べれば軽いのですが、団子にすれば重くなります。日本で江戸時代に書かれた『養生訓』にも「餅、だんごなどは、できたてであっても、煮るか、もしくは焼いて食べないと消化しにくい。」と書かれています。『養生訓』を書いた貝原益軒は、平均寿命が50歳以下だった江戸時代に84歳まで生きて人生を楽しんだ長寿法の実践者です。おやつに団子を食べるなら、夕食まで時間がたっぷりあるときのほうがいいでしょう。夕食時、前に食べたものがまだ胃の中に残っているということがないようにするためです。

❷体組織の質を落とすものを避ける……干物や乾物を常食しない

私たちの体の組織である血や肉や骨などは、日々新しい細胞と入れ替わっています。新しい細胞が作られるとき、質のよい材料があれば質のよい体組織が作られますが、乾燥した野菜や肉、腐った物、酸味、塩味、辛味、アルカリ性の強いもの（重曹を多用したもの）などを食べていると質のよい体組織が作られず、体全体の質を落としてしまいます。そのうえ、元気の素であるオージャス（生命素）もあまり作られません。さらに、オージャスのひとつ手前で作られる生殖関係の体組織も粗雑なものになってしまいます。その結果、インポテンツや、倦怠感、慢性的な疲労感に悩まされることになります。『スシュルタ・サンヒター』という古典書には、「乾燥した肉や腐敗した肉は、内的な力がまったく消失しており、身体に積極的に有害である」とまで書かれています。

❸心を汚す食べ物を避ける……心の3つの性質を知る

アーユルヴェーダでは、心も、食事によって影響を受けると考えます。心には、3つのドーシャとは別に、「サットヴァ（純粋性）」「ラジャス（激性）」「タマス（暗性）」という3種類の性質があります（図3）。

サットヴァ（純粋性）は、平和で澄みきった純粋な気持ちです。穏やかで、周囲と調和できるすばらしい心の質です。ミルクやギー（80、104頁参照）、完熟した甘い果物などにはサットヴァな性質があります。炊きたての温かいご飯もサットヴァの質が高いものです。

ラジャス（激性）が多くなると、心がギラギラしてアグレッシブになります。怒りっぽくなったり、イライラしたりします。活動性があがりすぎておせっかいになり、他人を巻き込まずにはいられないという状態になることもあります。辛くて刺激的なもの、塩味・酸味のとりすぎ、熱い性質をもつもの、アルコール、カフェイン、チョコレートなどはラジャスを上げる要因になります。

タマス（暗性）が多くなると不活発になり、怠惰で、どんよりとします。自分さえよければよいという身勝手が前面にでてきます。腐ったもの、残りもの、レトルト食品や缶詰、新鮮ではないもの、不潔なもの、発酵食品は、タマスを上げてしまいます。ですから、

図3
心に影響を与える食事

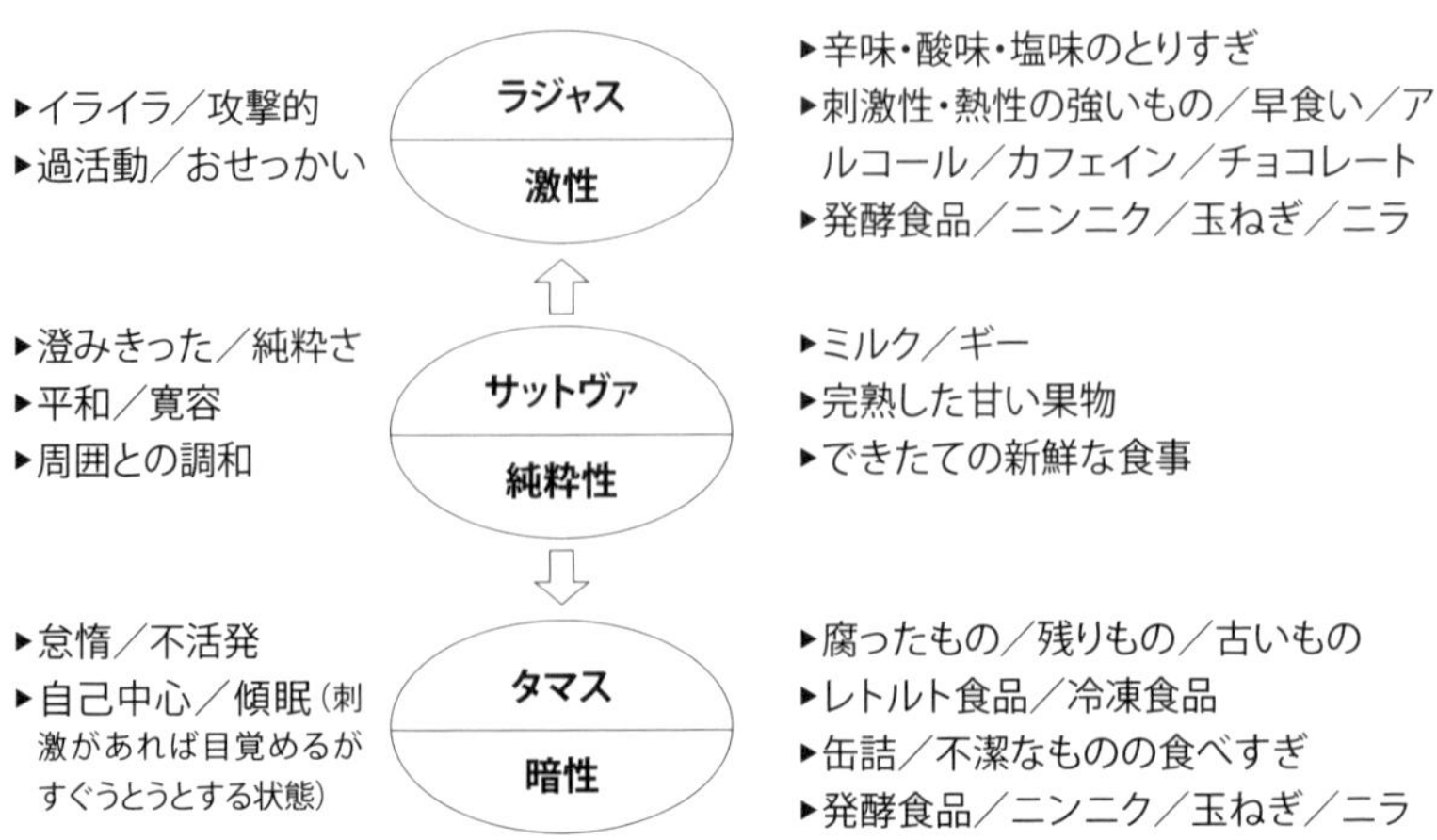

果物や野菜などは、一部が腐っていたらほかの部分は支障がないようにみえても、心のためには食べないほうがよいのです。

仏教のお寺では、修行の妨げになるとして、ラジャスを上げるニンニクや玉ねぎを禁じるところもあります。イライラしてストレスが強い人は、辛いものや熱性のものをやめましょう。抑鬱気味でダラダラしがちな人は、残りものやレトルト食品などが多くないか気をつけてみてください。

❹食べあわせの悪いものを避ける

避けるべき食べ物のなかで、もっとも気をつけたいのが食べあわせの悪いものです。なかでも、牛乳に関する禁忌は多く、とくに牛乳と塩、牛乳と魚、牛乳と果物などはよくありません。こうした食べあわせの悪いものを常食しつづけた場合におきる症状として、古典書のなかでは、勃起障害、皮膚疾患、精神疾患、痔、中耳炎、貧血、浮腫、発熱、鼻炎などがあげられています。

だとすると、学校給食で6年間も牛乳と一緒に肉や魚や果物を食べ続けてきた日本人は、みんなこういう症状におびえなければならないのでしょうか？　古典書には、慣れができてしまえばそれほど害にはならないとも書かれていますので、即こうした病気にかかるというわけではありません。消化力が充分であれば、大丈夫です。

しかし、この視点をもって観察していると、もしかしたら、これは食べあわせの問題でおきているのかもしれないという症状に出会うことがあります。たとえば、自然育児を奨励している助産婦さん達に聞くと、離乳期に果汁をとっている赤ちゃんには中耳炎が多く、果汁をやめることで改善されることが多いそうです。

インドでは、牛乳は食事と切り離した時間に単独で飲まれます。牛乳は聖なるものなので、ほかの食べ物と同等には扱わないという意識からくるようです。迷信のようですが、これもまた、食べあわせの害を避けるための賢い知恵ですね。

ちなみに、日本人はイチゴとミルクの組み合わせを好みますが、アーユルヴェーダでは、これはよくない食べ方とされています。しかし、好きな物が一生食べられないと考えると寂しくなりますから、悪い習慣を捨てるときは一気に止めるのではなく少しずつやめて、そのぶんよい習慣を増やしていくようにしましょう。これもアーユルヴェーダの知恵のひとつです。

❺ドーシャを激しく乱すものを避ける

紅花油は、日本では健康食品といわれたこともありますが、『チャラカ・サンヒター』には「消化に重く、３つのドーシャをすべて悪化させ、灼熱感をともなう胃酸過多をおこす」とあります。その後、日本でもとりすぎはよくないという警鐘が鳴らされたようですが、古代の知恵は、ほんとうに侮れないものですね。

残念ながら、たとえ健康によいと言われていても、紅花油のようにドーシャを激しく乱すとされる食品はできるかぎり摂取を控えたほうがよいのです。ほかにも、芽のでた豆も、ドーシャのバランスを崩し、目に悪いといわれています[*]。未熟な青いままの果物や、熟しすぎて腐る一歩手前の果物も、ドーシャの悪化を招きます。揚げ物は消化に重いだけではなく、油性のあるピッタやカパのドーシャを大きく上げてしまいます。油分がたりないヴァータの人にはすすめられますが、ヴァータの人は消化力にムラがあるので、揚げ物は重すぎることがあります。ですから、生姜などの消化促進作用のある薬味を添えて、消化力の高い昼食時に食べるなどの工夫が必要です。

ほかにも、それぞれのドーシャを激しく上げる食べ物を知っておけば、トラブルを避けることができます。以下に、それぞれの体質によって避けたほうがよい食べ物、またそれぞれのドーシャを増やしてしまう食べ物をあげておきます（図4）。

＊ヴァータ体質……ガスを増やさない食べ物を選ぶ

ガスは、オナラとなって排出されればよいというものではありません。体内にガスが増えると、腸での栄養の吸収を邪魔するばかりでなく、お腹が張っ

＊芽がでた豆はドーシャのバランスを崩すと、アーユルヴェーダではいわれています。そのため、もやし全般がよくないという説もありますが、古典書にある「芽がでた豆」とはもやしではなく、貯蔵された豆のなかには水がなくても発芽するものがあるので、そのような豆を指すのだ、という説もあります。現代栄養学では、穀物が芽をだすときは特殊な酵素が働くため栄養価が高まるとされていますが、こうした酵素の働きがドーシャのバランスを乱すのかもしれません。それならば、インド人はもやしを食べないのでしょうか。そんなことはありません。ムーング豆やフェヌグリークの種を少しだけ発芽させたものは体にとてもよいとされ、インド全土で古くから食べられている伝統食です。こうした伝統的な食べ方には、調味料や調理法のなかに、害を減らす知恵が秘められているのかもしれません。現代のアーユルヴェーダの医師たちも推奨していますので、この本には、ムーング豆のもやしのレシピを掲載しました。（114頁）

図4

ドーシャを激しく乱す要注意食品

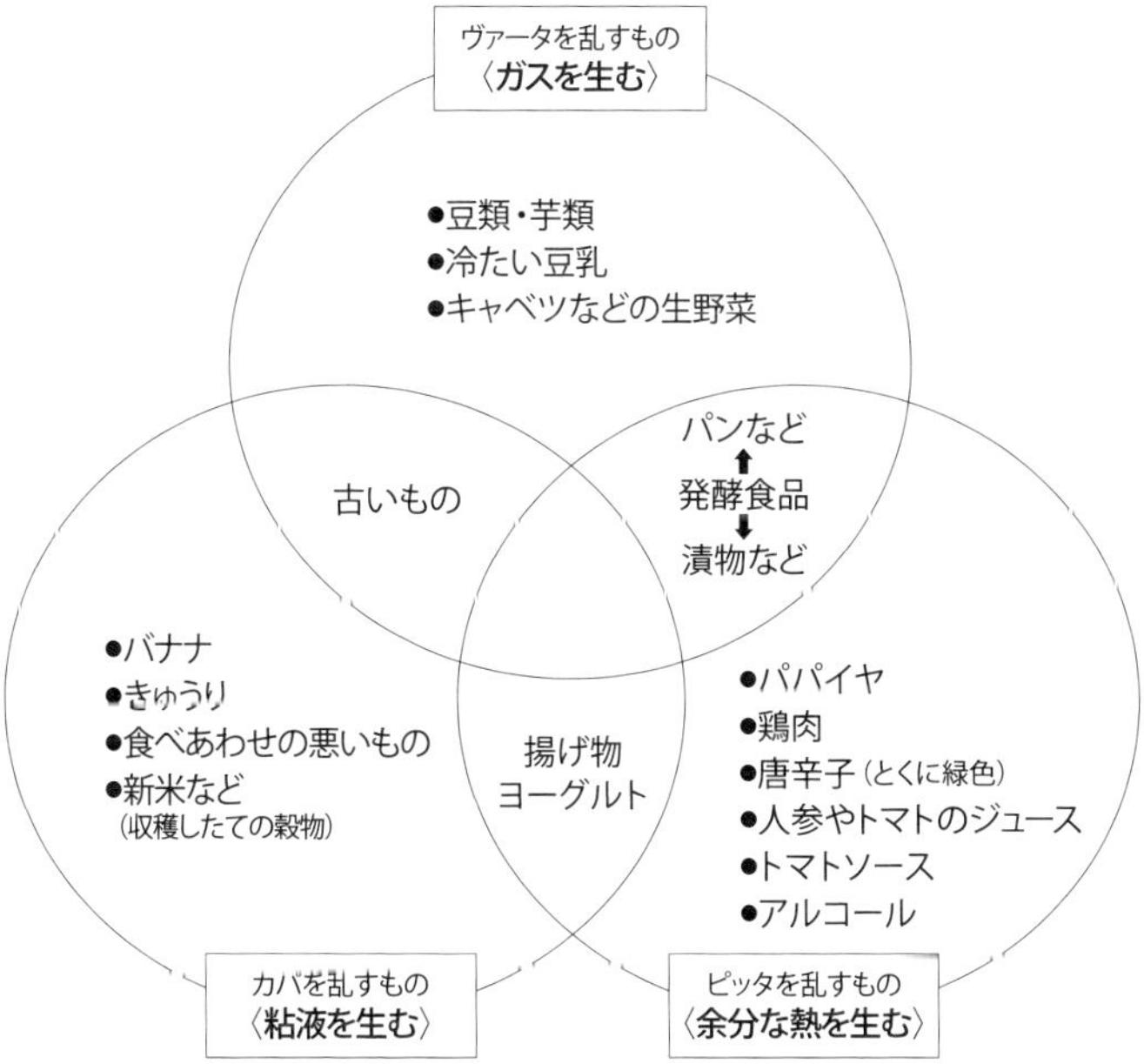

たり、ガスによって臓器が押されたりして痛みが発生することもあります。

ヴァータは、ひとつの流れではなく、人体の決まった場所で、5つの大きな流れを作っています。それらが歯車のようにうまく連結・連携しながら、全体としてスムーズな流れを生みだしているのです。ところが、ガスが増えると全身のヴァータの動きが乱され、この流れがスムーズではなくなってしまいます。気分的にも落ち着きが失われ、集中力が弱まります。高齢者の場合は、体内のガスをうまく排泄できないことが原因で、神経痛のような痛みが発症することもあります。また、心臓のあたりが痛いので心臓病かもしれないと思って心電図をとったところ、心臓には異常がなく、ガスによって横隔膜が押し上げられ、心臓が圧迫されていたことが原因だったということもあります。こんなときにはアジョワンやヒーングなど、ガスの排出を促す駆風作用のあるスパイスを組みあわせてとるとよくなります。

芋、豆、キャベツなど、ガスがでやすい食品を食べるときは、ヒーング（78、82頁参照）と、体をしっとりさせるギーなどを使ってガスの発生を抑えます。それでも、ヴァータ体質の人は、ムーング豆（86頁参照）以外の豆は控えたほうが無難です。

豆乳もガスを増やします。ある病院で、大腸を手術したばかりのご高齢の方に、最初の流動食として冷たい豆乳をだしているのをみて驚いたことがあります。冷たい豆乳はガスを発生させ、ヴァータを上げてしまいますので、痛みを増やし傷の治りを遅くするのです。豆乳の元である大豆は良質のタンパク質ですが、同じようにタンパク質を多く含むムーング豆を温かいスープにして食べれば、ガスの問題を減らすことができます。

豆腐については、『養生訓』のなかに、「豆腐には毒があって気を塞ぐ。しかし、新しいものを煮て、その煮えたての味を保っているときに早くとりあげて、生大根のおろしを加えて食べれば害はない」

Vata〈体内にガスを発生させやすい食品〉

芋、豆（冷たい豆乳・豆腐を含む）、キャベツ、水菜などの青菜類、トーストしていないパン。

と書かれています。健康食とされている豆腐も、生で食べるのはよくないのです。

同じ大豆から作られる納豆ですが、日本人のアーユルヴェーダ医のなかには、便秘を解消する軟下剤として納豆を処方する方もいます。むかしから辛子や葱などの消化を促進する薬味と一緒に食べる風習があるので、納豆はもともと消化に重いか、カパを増やす性質があるのかもしれません。パンも、そのままだとガスをだしやすい食品ですので、トーストして食べるようにしましょう。

＊ピッタ体質……余分な熱を上げない食べ物を選ぶ

太陽と月では、太陽のほうが健康的に思えます。しかしインドでは、太陽は強烈な熱で命を枯らす存在とされています。逆に、月は冷たい光で命を潤し、滋養を与える存在と考えられています。食べ物にも、体を熱くして汗をかかせたり、体組織を燃やして異化作用を促進させたりする温性のものと、体をクールダウンさせて滋養する同化作用をもつ冷性のものとがあります。

ここでいう温性とか冷性とかは、物理的な温度ではなく、薬理作用の問題です。たとえば冷凍した唐辛子を食べても、体が熱くなり汗がでます。これは、唐辛子のなかに温性の薬力があるからです。

ピッタが高い人は温性が強すぎるものを避け、牛乳、ギー、西瓜、きゅうり、砂糖、ココナッツなど、冷性のものを多くとるほうがバランスがとれます。唐辛子や胡椒が体の熱を上げるといえば誰でもすぐに納得してくれますが、わかりにくくても、鶏肉やトマトソースにも体の熱を上げる性質がありますので、ピッタの人には不向きです。トマトは、野菜自体に問題はないのですが、トマトソースのように煮詰めたりして酸味が強くなると、体の中の余分な熱を上げる性質が強くなります。酢や酒などの発酵食品も同じです。

カパ体質やヴァータ体質の人は、基本的には温性のものをとりこんだほうがいいのですが、とりす

Pitta〈余分な熱を上げやすい食品〉

鶏肉、唐辛子、人参やトマトのジュース、トマトソース、酢、酒、発酵食品、ヨーグルト、ごま、パパイヤ。

ぎると体の中に余分な熱が増えて、イライラの原因になります。ピッタ体質の人だけでなく、どんな体質の人でも、熱すぎる性質の食べ物は避けるにこしたことはないのです。

＊カパ体質……体内の経路を閉塞させない食べ物を選ぶ

人の体の中には、いろいろな構成要素を運ぶ「スロータス」という経路があると、アーユルヴェーダでは考えられています。消化管や血管のような管状になっているスロータスもあれば、液体を吸いあげたり滲みださせたりするスポンジのような、一見、管にはみえないスロータスもあります。サンスクリット語の「パティヤ」は、「健全な」という意味をもつ言葉ですが、この言葉には「経路を閉塞させない」という意味もあります。心身を健全に保つためには、体内にあるスロータスを通って、養分や生気がすみやかに運搬されることが必要だと考えられているからです。

　ところが、食べ物のなかには、ヨーグルトやバナナ、きゅうりや乳製品のように、粘液を必要以上に分泌して、この経路を塞いでしまうものがあります。このような食べ物を、消化力が弱まる夜に食べるのは禁物。夜はとくに、経路を塞ぐ性質のない食べ物を選ぶ必要があります。こうした食べ物はカパを上げてしまうため、カパ性の病気である喘息や、鼻炎、鼻づまりなどがある人は、夜だけでなく朝も昼も避けたほうがよいでしょう。ごまを擂《す》ったものやペースト状にしたもの、米粉で作った団子や餅菓子なども、多くとりすぎると消化の妨げとなって経路の閉塞をおこしやすくなります。

　牛乳と魚、牛乳と塩、牛乳と果物など、食べあわせの悪いものも強力な経路閉塞の働きがあり、病気のもととなります。また、日本人からすると悲しいことですが、新米などの新しい穀物にも、粘液を分泌させる働きがあります。『養生訓』のなかにも「新米の飯は性分が強くて弱いひとにはわるい」と書かれています。しばらく寝かせてから食べることがすすめられます（160頁参照）。

Kapha〈体内に粘液を増やす性質のある食品〉
ヨーグルト、バナナ、きゅうり、乳製品、食べあわせの悪いもの、新米などの収穫したての穀物。

❻味がもつ性質（効力）を知る

アーユルヴェーダの薬理学では、食べ物の性質を調べるとき、まず味をみます。味には「甘味、酸味、塩味、辛味、苦味、渋味」の6つの味があると考えるのですが、世界のものは、すべて土・水・火・風・空の五大元素の組みあわせでできているので、当然、これらの味も五大元素の組みあわせになっています。

たとえば、甘味は「土」と「水」の元素を含んでいます。ドーシャのなかで、土と水の元素をもつのはカパです。だから、甘いものを食べると土と水の元素が増え、カパが上がります。カパが上がるということは、反対の性質をもつヴァータが下がるということです。つまり甘味は、カパを上げて、ヴァータを下げる味なのです。

こんなふうに、味には、自分の構成元素と同じ元素をもつドーシャを上げる（反対の性質をもつドーシャを下げる）働きがあるのです。味にはほかにもいろいろな働きがありますので、76頁の表16にまとめてみました。

154～155頁でも述べますが、6つの味を、すべて同じ比率でとる必要はありません。主食として体を作っていく甘味の物がいちばん多く、塩味、酸味のおかずはその次に多く、とりすぎると体を衰弱させることがある辛味、苦味、渋味は少なめでいいのです。ですから、苦味や渋味を含む葉物野菜をあまり多くとる必要はありません。また、季節にあわせて味を加減すると、上手にドーシャをコントロールできます。

表16

味とドーシャの関係

V=ヴァータ　P=ピッタ　K=カパ
⬇下げる　⬆上げる

味	構成元素	V	P	K	
甘味	土・水	⬇	⬇	⬆	砂糖のようになめてすぐ甘味を感じるものだけでなく、米や小麦など、噛むと甘さを感じる穀物なども含みます。身体の組織を滋養し、増やす効果があります。ヴァータとピッタを下げて感覚器官を喜ばせ、満足感を与えますが、カパを上げるので食べすぎると太ります。砂糖、米、小麦、甘い果物、牛乳、バター、ギー、ナッツ、肉類、魚などが甘味のものです。
酸味	土・火	⬇	⬆	⬆	食べ物をおいしくして、消化を促進し、体力を増強させます。ダイエットのために酢を飲む人がいますが、酸味はカパを増やすので、とりすぎると太ります。ピッタも上げるので、とりすぎると灼熱感を与えます。酸味は、酢や酸っぱい野菜、果物や梅干しなどのほかに、ヨーグルト、チーズ、漬け物、味噌や醤油などの発酵食品にも含まれています。
塩味	水・火	⬇	⬆	⬆	すべての味を圧倒するのが塩味です。消化を促進し、ヴァータを下げますが、とりすぎると白髪が増えたり皺ができたり老化を早めます。海の塩よりも岩塩のほうが余分な熱を上げることがないので、食品としては優れています。
苦味	風・空	⬆	⬇	⬇	苦味には味覚を鋭くする働きがあるので、苦味のものをとると、ほかの味に対しても鋭敏になります。カパを下げる効果があるので、カパが増える春先に苦味のある旬の山菜を食べると良い効果をもたらします。ただし、とりすぎるとヴァータを上げるので、身体がバサバサと粗くなって体力が奪われて痩せます。山菜だけでなく、苦瓜や茄子も苦味です。ほかには春菊、レタス、小松菜など、葉物野菜の多くも苦味をもっています。
辛味	火・風	⬆	⬆	⬇	熱によって食欲不振をなくし、経路の通りをよくする効果がありますが、とりすぎるとピッタやヴァータを上げるので、灼熱感やめまい、性的不能や体力の減退を招きます。唐辛子、黒胡椒などのスパイス類に含まれます。生姜も辛味ですが、灼熱感はもたらしません。
渋味	土・風	⬆	⬇	⬇	渋味には、体内の水分や脂肪を除去する作用があります。食事の終わりに渋味をとるようにすると食欲が落ち着くので、最後に緑茶を飲むのは効果的です。渋味をとりすぎると、痩せてガスがたまるなど、ヴァータ性の症状がでやすくなります。豆類、葉物野菜、未熟な果物、蜂蜜、くるみ、緑茶などが渋味のものです。

＊味の効力の例外「プラバーヴァ」

原則的に、火の元素を含む味（塩味、酸味、辛味）は体に熱をもたらしてピッタを上げ、それ以外のもの（甘味、苦味、渋味）は冷やすのでピッタを下げると考えます。しかし、なかには「プラバーヴァ」と呼ばれる例外もあります。たとえば「アーマラキー（アムラ）」というインドの果実は酸っぱいものですが、体の熱を上げないばかりか冷やしてくれます。レモンやライムにも、弱いながらも同じような効果があります。ですから、ピッタ体質で、熱を上げたくないけれども酸っぱいものが好きという人は、酢の代わりにレモンやライムを使うことができます。同様に、蜂蜜は甘いけれどもカパを下げるというプラバーヴァを持っています。太り気味のカパ体質の人は、甘味を一切やめるのではなく、蜂蜜をなめれば口さみしくならずにすみます。こんなふうに、プラバーヴァを知っておくと食生活を変えるときに重宝します。

ターメリック………辛味・苦味／乾性／温性　P↓ K↓

○抗菌作用、抗アレルギー作用、浄血作用（＝痒み、皮膚病によい）、解毒作用、駆虫作用がある。貧血、糖尿病、むくみ、皮膚の色を改善する。創傷治癒促進薬。

☆ターメリックを入れたミルクは貧血によい。糖尿病にはアーマラキーの汁と一緒にとる。

ヒーング………*辛味*／鋭性／温性　V↓ P↑ K↓

○食欲増進、消化力増強、駆風作用（腸内のガスを排出する働き）、駆虫作用、強精作用。アグニの力を強め、腸内のガスを排出する効果が高いため、腹痛や疝痛を鎮め、便秘を除去し、ヴァータの乱れを整える。通経作用 鎮静作用、神経強化作用などもある。

☆ガスを排出する効果が高いので、豆類などの料理にはかならず使う。

クミン………辛味／軽性・乾性／温性　V↓ P↑ K↓

○食欲増進、消化力増強、体力増強、強精作用、鎮痛作用、視力向上。脳の活動を活発化させる。味をよくする。発熱、下痢、吐き気の改善。寄生虫の駆除によい。駆風作用もあるので腹部膨満によい。母乳分泌促進作用。子宮を清浄にする作用があるため、とくに産後によい。

アジョワン………辛味・苦味／軽性・鋭性／温性　V↓ K↓

○消化促進、消化力増強、強心作用、強い駆風作用があり、ガスを排出する力があるため、腹痛、腹部膨満感に効く。駆虫作用、利尿作用もあり膀胱の痛みによい。鎮痙薬、健胃剤、目にもよい。

☆梅雨時など、食欲が落ちる時にはお茶にして飲むとよい。鉄分やカルシウムにも富んでいる。

●母乳分泌減少、子宮刺激作用があるので妊婦は大量に使わないほうがよい。

コリアンダー………渋味・苦味／軽性・油性／温性　P↓

○食欲増進、消化促進、芳香。辛味が強すぎずドーシャを増悪させない。発熱、渇き、灼熱感、吐き気、咳、便秘などによい。収斂作用、駆風作用、駆虫作用があり利尿剤、吸収促進に使われる。

●精力を減少させる。

フェンネル………辛味／軽性・鋭性・乾性／温性　V↓ K↓

○食欲増進、消化力増強、知力増強、視力向上、血液増加、強心作用、駆風作用、母乳分泌促進作用、利尿作用、駆虫作用がある。咳、吐き気、便秘、痔などにもよい。

☆生理痛のときにはお茶にして飲むとよい。消化力を強めるがピッタは上げないため、温性のスパイスでは刺激が強すぎる人でも使うことができる、万人向けの消化剤。そのため、インド料理の最後にだされる。日本のインド料理店でも、レジの横におかれている。

フェヌグリーク………苦味／油性／*温性*　V↓ K↓

○消化力増強、食欲不振によい。粘りが強いので強壮作用があり体力をつける。母乳の分泌を促す。結核、痛風、便秘、発熱、咳、寄生虫、痔、吐き気にも効果がある。

☆糖尿病の治療にも用いられる。葉は野菜として食べられる。

『バーヴァプラカーシャ』に直接の記載がなくても類推される性質については斜体で示しました。

古典書によるスパイスの効果と使い方一覧

スパイスの薬効は、化学的な成分の研究からさまざまなことがわかっていますが、この一覧はアーユルヴェーダの古典書に書かれていることだけをまとめたものです。味や性質、温性冷性、ドーシャの増減については、『バーヴァプラカーシャ』という古典書に基づいています。

○はメリット、●はデメリット、☆は古典書に関わらず知っておくと便利な補足情報です。

生姜……辛味／温性　V↓ K↓

生の生姜……重性・鋭性・乾性
乾燥生姜の粉……油性・軽性

○食欲増進、消化力増強、強精作用、強心作用があり、便秘やガスを排出させる。アーマを消化させて経路の閉塞をとりのぞくため、リウマチなど関節炎の治療に使われる。吐き気、発熱、貧血にもよい。

●使いすぎるとピッタを上げる。とくに夏、秋は注意。

ブラックペッパー……辛味／鋭性・乾性／温性　V↓ P↑ K↓

○食欲増進、消化力増強、強心作用、カパを抑制する力が強いので乳製品など、カパを上げそうな食品をとるときには有効。体内の経路の閉塞をなくす。神経を強める。痰、咳、風邪、鎮痛、寄生虫、自律神経失調症に効く。痒みや皮膚疾患によい。

●とりすぎると余分な熱を産み、体を乾燥させてしまう。精力が減退する。

マスタード……辛味／鋭性・少し乾性／温性　V↓ K↓

○食欲増進、駆虫作用、駆風作用があり、霊的に邪悪なものを遠ざける。痒み、消化不良によい。

●大量に使うと灼熱感や口渇などピッタ性の症状がでる。出血性の病気があるときには控える。

シナモン……辛味・甘味・苦味／軽性・乾性／温性　V↓ P↑ K↓

○芳香があり、口の中をきれいにして口臭をなくす。食欲をあげる。口や喉の渇きや痛みをとる。痒みを減らし、消化不良をなくしてアーマを減らす。顔色をよくする。去痰、駆風作用があり、心臓病、味覚喪失、慢性鼻炎、頭痛などによい。

☆吐き気や下痢の場合、粉を飲めば抑制作用がある。慢性的な鼻炎には生姜と混ぜてとる。

クローブ……苦味・辛味／軽性／冷性

○歯の痛み、口臭、味覚をよくする、喉の渇き、吐き気など口の中の問題によい。目にもよい。食欲増進、消化促進、健胃剤。咳、呼吸困難、結核などの呼吸器疾患にもよい。

☆臨床医のあいだでは温性との意見もあり、体の冷えや悪寒を消散させるのに使われる。

カルダモン……辛味／軽性／冷性　V↓ K↓

○呼吸困難、咳、肺結核、痔核、味覚喪失、尿の排泄困難、吐き気などの改善によい。消化力増強、強心作用、駆風作用があり、口臭除去剤、芳香剤、解毒剤としても使う。

☆めまいの時にはお茶にして、黒砂糖と一緒に飲む。蜂蜜と混ぜて舐めてもよい。牛乳、ギー、砂糖と一緒にとると強壮作用がある。そのためか、乳を煮詰めて作るインドの菓子には必ずといっていいほど、カルダモンが使われている。

Column

1000通りの使い方がある万能薬「ギー」

インドの家庭では、牛乳からお菓子や薬など、いろいろなものを作る。そのひとつがギーだ。日本で売られているバターには水分・タンパク質・塩分が含まれているが、ギーは、それらのものをとりのぞいた100%の乳脂肪分である。塩は加えず、精製の過程で水分を完全に蒸発させ、タンパク質も沈めて分離させる。不純物がないため、代謝の過程で体に余計な負担を一切かけない、スムーズに燃える油となっている。

ギーは、体の隅々を潤し、油性によって「ヴァータ」を、冷性によって「ピッタ」を下げるが、とくに冷やす作用が強いため、ピッタを下げるのに著しい効果がある。傷を治す力も強いので、火傷をしたときはギーを塗り込んでおくと治りが早い。記憶力を高め、視力を向上させ、精神疾患にも効果があるなど、古典書には1000通りもの使い道があると書かれている。

日本の家庭でも簡単に作れるので（104頁参照）、トーストに塗ったり、炒めものに使ったりと、手軽に利用することができる。ヴァータやピッタが上がって不眠や便秘になっているときは、カップ１杯のホットミルクにティースプーン１杯のギーを入れ、寝る前に飲むと効果がある。また、食欲がわかないようなときは、朝起きてすぐ、ティースプーン１杯のギーを口に含んでお湯で飲み下し、空腹感がでてきてから朝食を食べるようにすると消化力が上がる。ただし、アーマによって食欲がない場合には（61頁参照）、この方法は使えないので注意が必要だ。

5

インド・スパイス料理研究家

香取薫のアーユルヴェーダレシピ

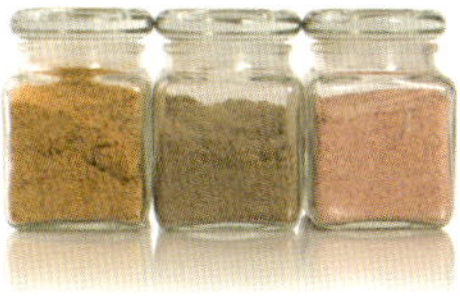

家庭で作るお料理に入ってゆきましょう。

アーユルヴェーダの料理とは、まず消化を意識したものでなくてはならないと考えます。次に食べ合わせに配慮をする。次に６味を揃える。これらを体調や時間帯によって整えます。時間帯というのは、たとえば好物だけれど消化によくないものをどうしようかと考えたときに、我慢ばかりでは食生活が楽しくなりません。そこで健康な方なら消化の力の高い昼に少量食べる、などの配慮をするという意味です。

インド料理ばかりがアーユルヴェーダな食事ということもありません。しかしスパイスには、温と冷を中和したり、消化力をサポートしたり、ガスを抜いたりという、素晴らしい力があります。それをまず使えるようになっていただきたいのです。インドで受け継がれてきたお料理のなかの智恵、お母さんたちから受け継がれた伝統の基本を、この本でぜひマスターしてください。そしてアーユルヴェーダの治療にも使われるスパイスに、もっと馴染んでゆきましょう。スパイス料理は決してむずかしくありません。けれど自己流では、使い方や量を間違えていたり、せっかくの香りがでなかったりと残念なことになりがち。どうぞ基礎を身につけながら、スパイスを役立ててほしいと思います。今までなかなか紹介されてこなかった珍しくおいしいレシピもたくさんあります。

スパイスを使い、それを応用し、お粥や野菜炒めやスープなど、今まで普段作ってきたお料理にアーユルヴェーダ的な工夫をプラスしていってほしいと思います。日本人の味覚にも合うものをたくさん提案しました。

インドやスリランカのお母さんたちの薬膳を、ぜひ日本の食卓で活躍させてゆきましょう。

SPICE
スパイス

インドで使われるスパイスの役割は大きく二つに分かれます。ひとつは素材のうま味をひきだし、おいしくするため。そしてもうひとつは健康管理です。なじみのないスパイスもあるかもしれませんが、実は東洋でも、漢方薬としてずっと以前から人々の健康を支えてきたものなのです。料理がおいしくなるだけでなく身体によいものになる。スパイスは、いわば「美味なる薬」。入手も今はむずかしくありません。簡単に身近に使っていただけるように解説しました。できれば実物を手にとり、香りをかぎ、ちょっとかじったりしながら、親しんでいっていただければと思います。ここでは料理をするときに知っておきたいことを主にまとめました。アーユルヴェーダ的なスパイスの特徴は78～79頁の「古典書によるスパイスの効果と使い方一覧」をご覧ください。ここにあげたスパイスの入手先は巻末174頁参照。

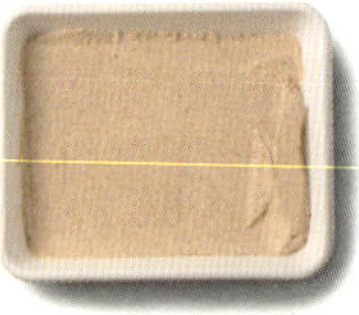

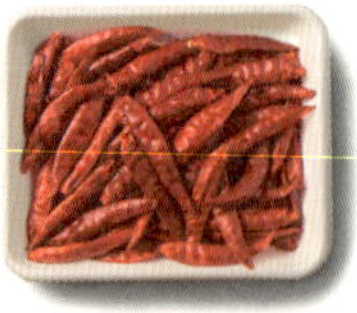

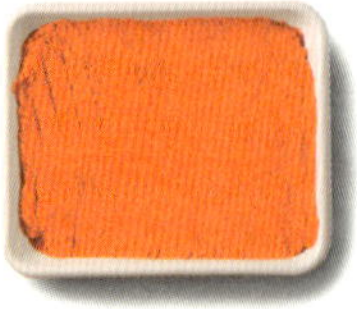

1 ヒーング（アサフェティダまたは阿魏《あぎ》）

植物の切り口からでる液を固めたもの。少量を加えるだけで整腸効果だけでなく旨みも加わる。食物が腸内で発生させるガスを抜く効果があるため、豆や芋類を調理するときはかならずセットで使うことを習慣にしたい。

2 唐辛子（鷹の爪・レッドペッパー）

辛味をだすとともにインド料理では食欲増進と、味をひきしめる効果を担う。品種によって辛味にかなり差がでるので量には注意が必要。少量の摂取なら体を温めるが、量がすぎると発汗作用が強まり、気化熱により食後しばらくすると冷えることがある。

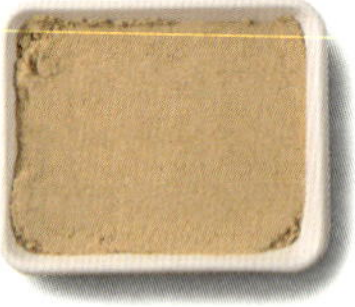

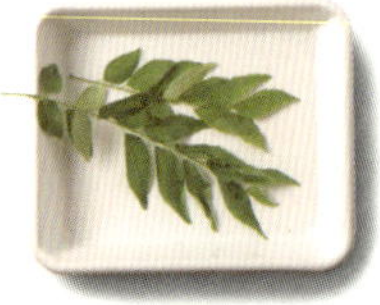

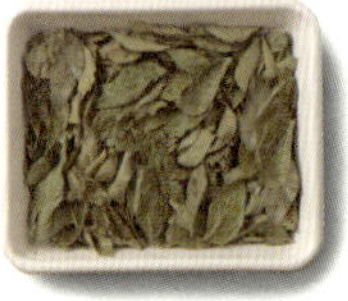

3 チャートマサラ

マンゴーが青く硬いうちに収穫し、干してパウダー状にしたものに、岩塩やクミン、こしょうなどをブレンドした、爽やかな味の調味料的なスパイス。酸味をつけたいときや果物を食べるときに振りかけるなどして使用する。

4 カレーリーフ生、同ドライ

南洋山椒。南インドやスリランカの料理に欠かせないハーブ。生の葉がないときはドライのものを使う。油の中に投入して使うことが多いが、焦がさないように、ぱりっとさせる程度が香りがよい。手に入らなければ省略しても可。調理したカレーリーフは食べても外してもかまわない。

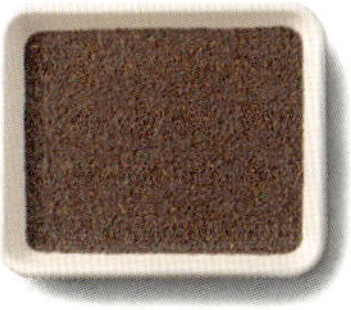

5 マスタードシード（ブラウン）

辛子の種（シード）。インドではブラウンを使うが、イエローもある。どちらでも手に入るほうを使用すればよい。油に何粒か入れて、いくつかが弾けてきたら全量を投入する。跳ねて飛んでくるので鍋のフタなどでカバーしながら火を通す。香ばしい香りがでて殺菌効果もある。

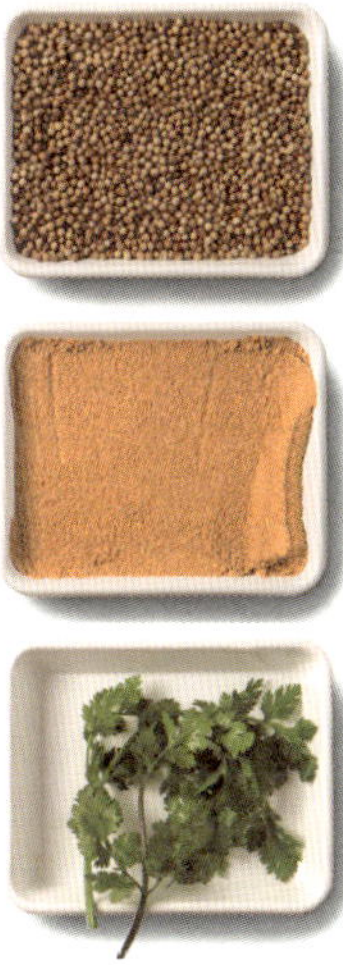

6 コリアンダーシード、同パウダー、葉（香菜、こえんどろ）

丸いシードはそのままお茶に使える。パウダーは料理での使用頻度が高い。葉はタイ語でパクチー、中国語では香菜。薬味として仕上げに振りかけることも多く、独特の香りは好みがわかれる。

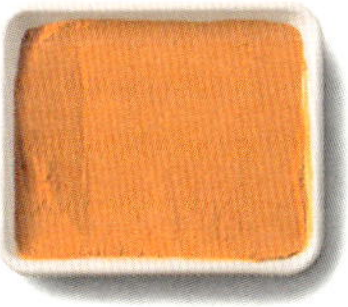

7 ターメリック（鬱金《うこん》）

生姜科の植物の根塊。カレー料理の黄色い色の素。多くのスパイスをブレンドする際はそれらの仲をとりもつ働きをするため、インド料理においては欠かせないスパイス。抗菌作用が強く、肝臓の働きを助ける。

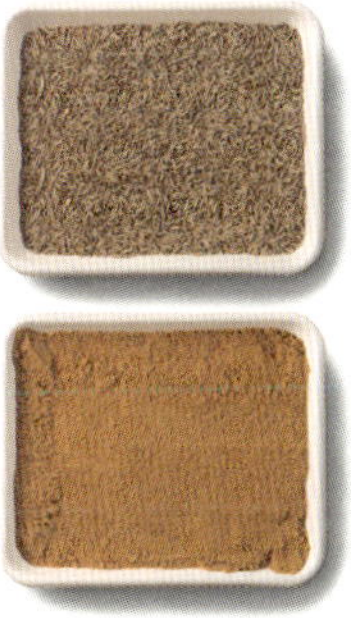

8 クミンシード、同パウダー（馬芹《ばきん》）

駆風作用があり、とくに胃や腎臓を守るとされる。食欲のでる芳香は多くのインド料理の香りのベースとなる。煮込み料理には加熱していないパウダー状のものを使用、非加熱の料理または仕上げでの使用では、シードを炒って粉にしたものを使うのが基本。

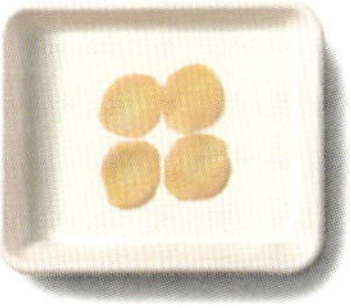

9 生姜

スライスした生姜に岩塩とレモン汁をかけたものを食事の20分前に一切れ食べる。アグニ（55頁参照）の火を強めるので、できれば毎食の習慣にするとよい。作り置きはせず、そのつど作るようにする。

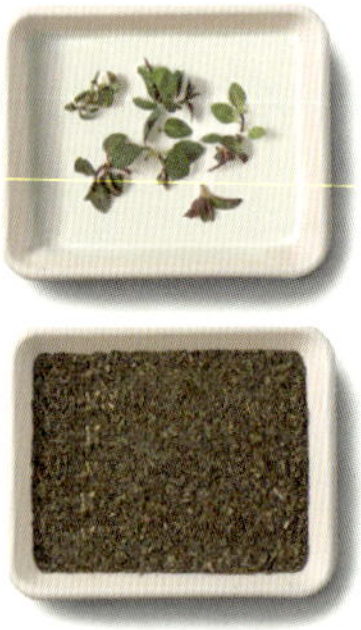

10 ミント生、同ドライ（ハッカ）

清涼感をだすために果物に添えたり、ペーストにして肉などに添えるソースにしたりする。インドや中東では暑いときやお腹の調子が悪いとき、お茶にして飲む習慣がある。

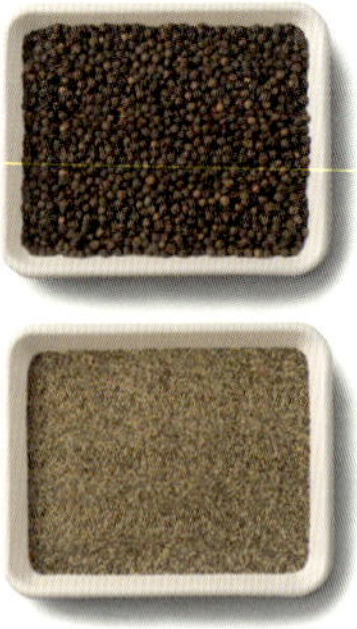

11 ブラックペッパー（胡椒）

実が青いうちに収穫、干して乾燥させると黒胡椒になる。水につけてから乾燥させたものが白胡椒。臭み消しだけではなく香りを添え、消化を助ける。

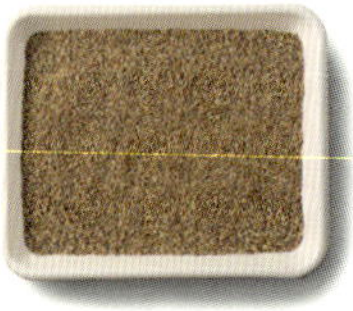

12 アジョワンシード

小麦粉の生地や焼き物の衣などに香ばしさを添える。ベンガル地方やネパールなどでは料理のスタータースパイスとしても使われる。ガスを抜く作用があるため、食後にそのまま薬として飲むこともある。お茶として飲むのもよい。

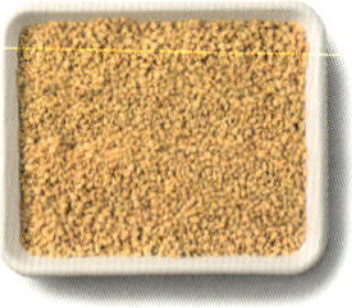

13 フェヌグリークシード（ころは）

甘味と苦味と香りが料理に深みを添えるため、上手に使いこなすと大変有用なスパイス。低めの温度でゆっくり火を通すと失敗がない。メープルのような香りをひきだすことが大切。生の葉は野菜として、葉を干したものはカスーリメーティーというスパイスとして使われる。シードを水に浸け柔らかくして豆として、または発芽させてもやしとしても食べる。

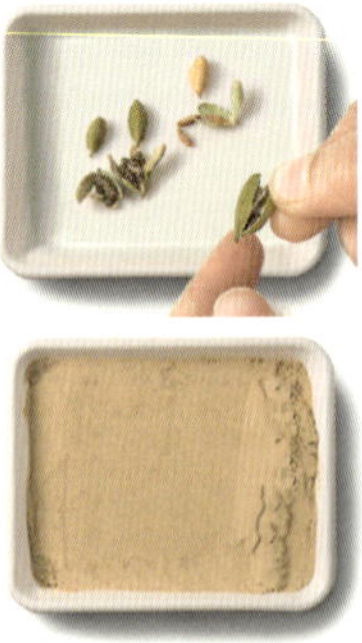

14 カルダモンシード、同パウダー（小荳蔲《しょうずく》）

脂肪を燃焼させる、口臭をとるなどの薬効のほかに、気持ちを安らげてリラックスさせる精神的な効用を併せ持つ。お菓子や珈琲、紅茶などにもよく使われる。古くは媚薬にも使われていた。サヤの緑色が濃いものほど品質がよい。

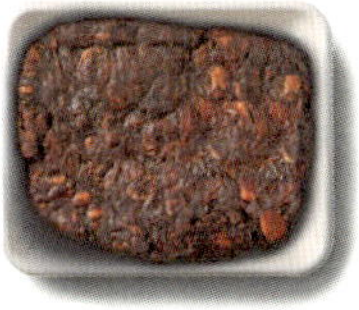

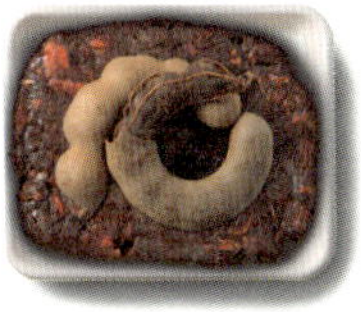

15 タマリンド

豆科の植物の実。料理の酸味づけに熱帯アジアで広く使われる。もともとが硬めのゼリー状の果肉なので乾物もしっとりと柔らかい。硬い殻をとり、種とスジはそのままで圧縮し、ブロックで売っていることが多いので、水でふやかしてザルなどで漉し、ペーストにして使う。輸入されているものは品種にバラつきが大きいが、色が濃く酸味が強いものほど料理に向き、薬効も高い。

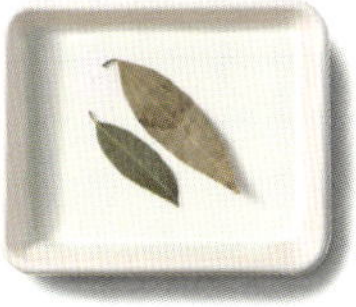

16 ベイリーフ、テージパッタ（月桂樹の葉）

インドでは英国の影響でベイリーフと呼ぶ。ローリエはフランス語。肉の臭みとり、料理の香りづけに使用。縁が波打って魚の骨状の葉脈のものはヨーロピアンベイリーフ（写真左下）で、なかには時間が経つと毒性がでる品種もあるので調理後はとりのぞく。縦に葉脈があるものはテージパッタと呼ばれるインディアンベイリーフ（写真右上）で、こちらは調理後にとりのぞく必要はない。粉末にしてガラムマサラなどに配合するときはテージパッタを使用することが大切。

Other foods

その他の食材

ぜひ紹介したい、または知っておいてほしい食材の一覧です。スパイス料理のレパートリーを広げ、なおかつ新鮮な味との出合いをつくってくれることでしょう。調理前に性質や使い方をまず押さえておきましょう。

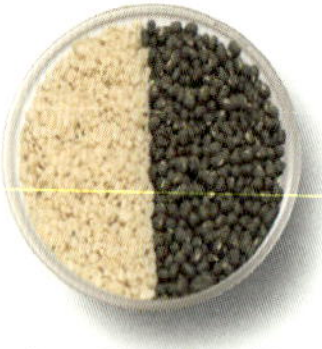

1 ウラド豆、挽き割り（ケツルアズキ）

もやしにも使われる黒い小さな豆。消化に重いので消化力の弱いときには使わないようにする。南インド料理では少量をカリッと炒めて香ばしさと食感を楽しむために使うことが多い。ペーストにすると粘る性質があるため米で作る生地に足したり、発酵させたあと蒸したり焼いたりして南インドでは主食となる。

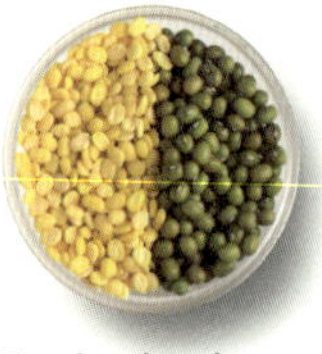

2 ムーング豆、挽き割り（緑豆）

アーユルヴェーダではもっとも消化の軽い豆として扱われる。皮つきの緑のもの、皮をむいた挽き割りの黄色いもの、皮付きを砕いたチルカ、という3種類の形状に分かれる。短時間で煮えるので便利。とくに皮むき挽き割りを茹でたものはたいへん軽い。冷性の性質をもつためアジア各国で食事にもスイーツにも幅広く使われる。

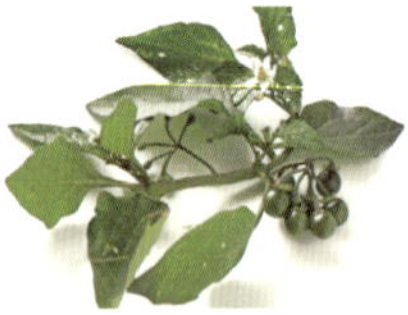

3 イヌホオズキ

茄子科の一年草。サンスクリット語ではカーカマーチと呼ばれる。日本でも各地に自生している。茄子科独特の白い小さな花のあと緑の実がなり、やがて黒く熟すが、この実は有毒である。食するときは葉だけを摘み、火を通す。すべてのドーシャに対して有効。

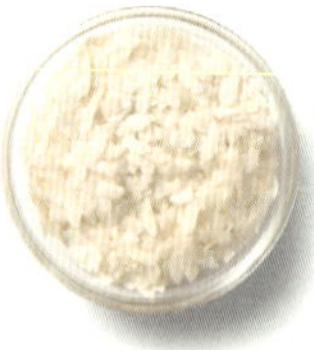

4 チウラ

インドおよび近隣国で古くから保存食として備蓄されてきた米の加工品。蒸してから押しつぶし、乾燥させる。そのまま、あるいは少し湿らせてギーで炒め、スナックのように食べたり、水でもどして軽く絞り、炒めて主食にしたりする。米の澱粉が一度アルファ化（糊化）されているため、調理時間が短くてすむ便利な食品。粘り成分が残っているチウラだが、米の粘り気をそのまま炊きこんで食する慣習の日本人にとっては、保存食のなかでは手軽で消化の早い食品といえよう。ただし油分を使いすぎると重くなって消化されにくくなる。

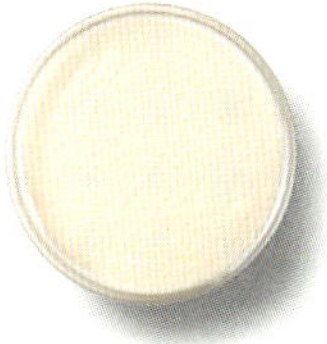

5 スージ粉

小麦を精白したのちセモリナ（顆粒状）に挽いたもの。インドではSOOJI（スージ）と呼び、マイダ（小麦粉）と区別する。通常、カラ炒りし、粒子をさらさらにしてから使う。エスニック食材店などで入手できるが、手に入らないときはパスタ用のセモリナ粉で代用できる。

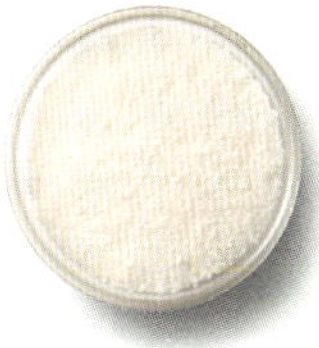

6 ココナッツファイン

ココナッツの実の内側の白い胚乳を削り、乾燥させて細かく粉砕したもの。日本では製菓材料として流通してきたが、エスニック食材店でも入手可能。「ココナッツロング」という商品名で売っているものはサイズが長いので、フードプロセッサーなどで細かくすれば同様のものとなる。日本では生ココナッツの入手がむずかしいため、その代用として使われることが多い。

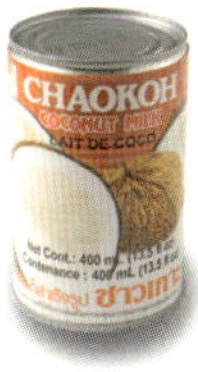

7 ココナッツミルク

ココナッツの実の胚乳が熟れたものを削り、少量の水を足してこねて搾ると濃度の高いココナッツミルク（一番搾り）がとれる。料理をマイルドにする。植物性でコクのある油分という点でも南インド料理には欠かせない。缶の製品は、気温が低くなると油脂が固まり、水分と分離するので、よく混ぜて使う。

キチュリー

インド式豆粥

心身ともに癒されるインドの万能粥

材料 4人分

米（日本米）	カップ1
ムーング豆（緑豆皮なし）	カップ1/4
水	カップ5
ターメリック	小さじ1/3
ギー	小さじ1
タルカの材料	
サラダ油	小さじ2
クミンシード	小さじ1/2
ヒーング	ひとつまみ
にんにく・生姜	各1/2かけ
塩	小さじ2/3

作り方

1. 米とムーング豆は一緒にサッと洗って鍋に入れ、分量の水で30分吸水させる。
2. にんにくと生姜は細かくみじん切りにしておく。
3. ①にターメリックとギーを入れて火にかける。
4. 沸騰したら弱火にして好みの硬さに炊く。このとき水を好みで足してもよい。
5. タルカをする（129頁参照）→小さな鍋などにサラダ油を熱してクミンシードをはじけさせ、ヒーングを入れてにんにくと生姜を炒める。にんにくが色付いて、香ばしい香りがしてきたら粥の鍋に入れる。
6. 塩味をつける。

*圧力鍋を利用する場合は、油を熱してクミン、ヒーング、にんにく、生姜を炒め、そこに米と豆を入れて炒めあわせ、ターメリックとギーを入れます。分量はすべて上記と同じですが、水だけ1カップ増やし、圧を15分かけます。

▼シンプルバージョン

インドではお粥のことを「キチュリー（南インドではケチャディー等）」といいます。日本のお粥と違うのは豆が入ることと、タルカ（スパイスの風味や成分を少量の油で抽出したもの。129頁参照）が最後にかかること。

消化によく栄養価もあることからインドでは養生食として広く食され、地域により定期的に曜日を決めて食べるなどの習慣もみられます。豆のなかでいちばん消化によいムーング豆（緑豆皮なし）を使っていますが、消化力のある人は皮のないマスール豆（レンズ豆、レンティル）を使うのもよいでしょう。米と水の割合は自由に調節して5分粥、8分粥などお好みでどうぞ。キチュリーや粥はどれも薄味に作って、汁気の多いカレー（ムーリーキリ116頁、冬瓜オーレン117頁、アミラー120頁、ムーングダルラッサム122頁など）やバターミルク（140頁）、チャトニー（130〜132頁）などをかけていただきます。

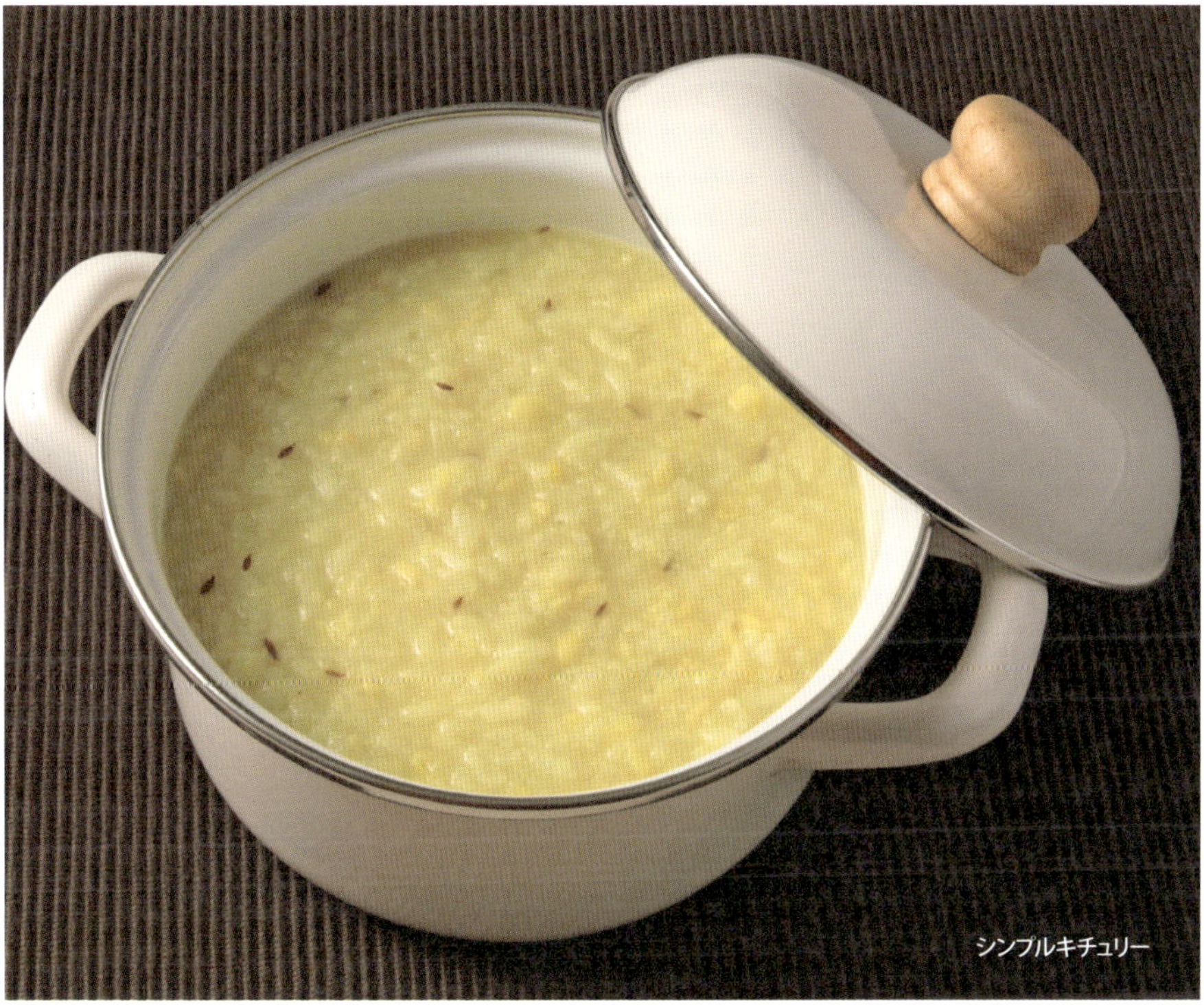

シンプルキチュリー

炒ってから煮るバージョン

ひとくふう加えた香ばしいおいしさ

米と豆は洗わず、調理前にカラ炒りしてから炊くという調理法です。フライパンなどで香ばしいきな粉のような香りがでるまで炒ってから、あとは同様に作ります。炒ることでさらに消化しやすくなり、香ばしさも加わっておいしいものです。

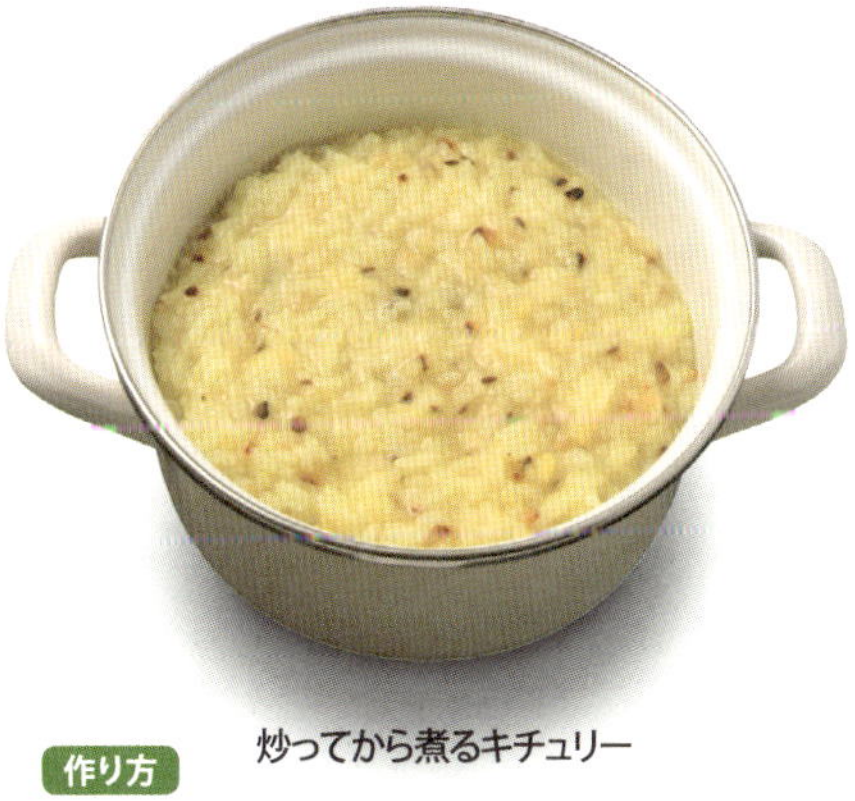

炒ってから煮るキチュリー

作り方

米とムング豆をカラ炒りしてから右頁のレシピ同様に作る（米はヌカのでない無洗米またはインディカ米が向いている）。

▼野菜たっぷりバージョン

野菜も一緒にとれる頼もしいインド粥

野菜を入れて卵でとじる豪華なお粥。ヴァータ体質（21、44頁）の方はムーング豆もしくはマスール豆で。それ以外の方はシンプルなキチュリー同様、体調により豆の種類を変えてください。ムーング豆とマスール豆を合わせて使うのもまたいいものです。消化のことを考えて野菜はなるべく細かく切ってください。ベジタリアンの方は卵を省略してかまいません。刻んだナッツをトッピングすることもあります。

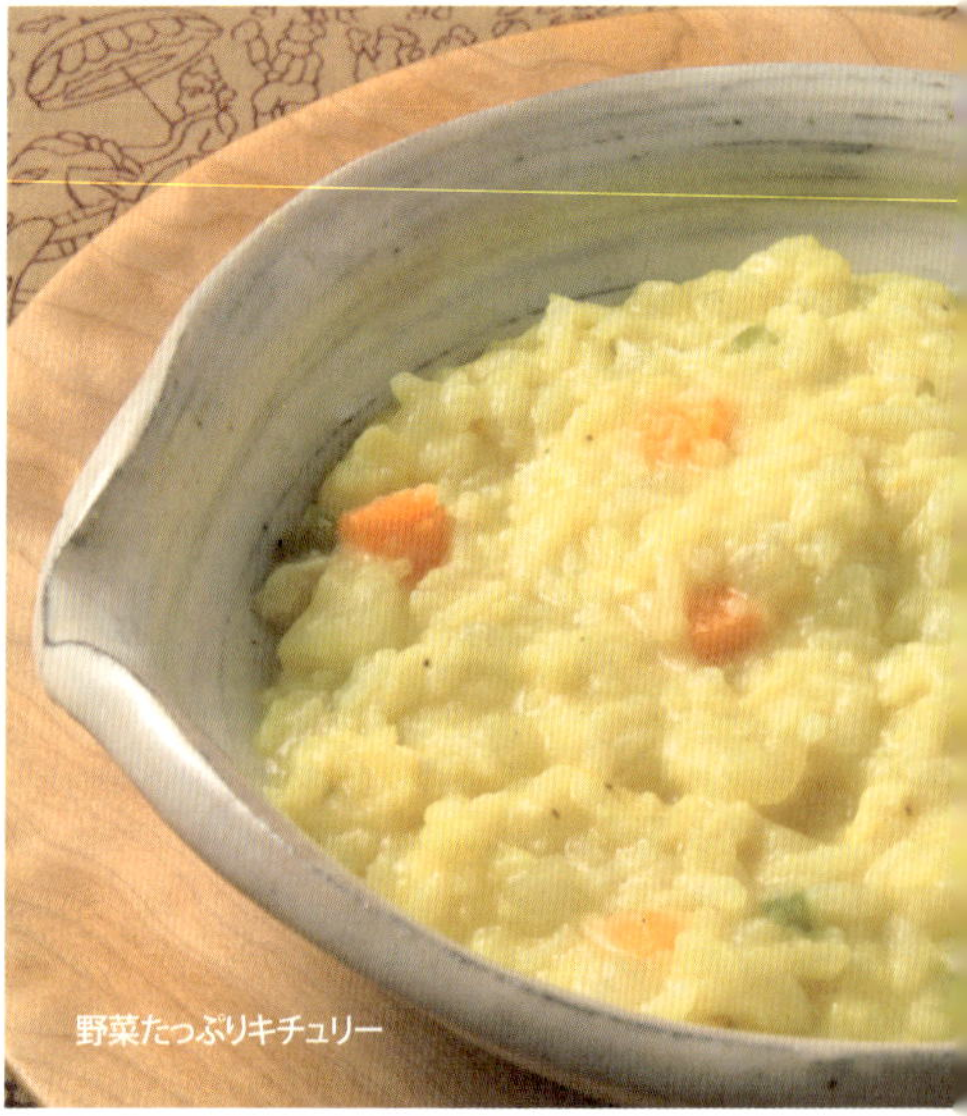

野菜たっぷりキチュリー

材料 4人分

- 米（日本米）……カップ1
- 豆（ムーング豆またはマスール豆）……カップ1/2
- ギー……大さじ1
- 生姜……ひとかけ
- ベイリーフ（できればインドのテージパッタ85頁）……1枚
- 好みの野菜……200g程度
  人参や玉ねぎなどは粗みじん、いんげんや大根などは1センチ角、瓜類や里芋などはひとくちサイズ
- ターメリック……小さじ1/2
- クミンパウダー……小さじ1
- 水……カップ5
- 塩……小さじ2
- 卵……1個
- ブラックペッパー……少々

作り方

1. 米と豆を一緒に洗って、倍以上の水（分量外）に30分浸けてからザルにあげる。
2. 生姜はすりおろしておく。
3. 大きな鍋にギーを熱して、生姜とベイリーフを入れ、切った野菜（好みのもの）を加えて炒める。
4. ターメリックを加える。
5. 3分ほど炒めてからクミンパウダーを加える。
6. ザルにあげた米と豆も加えて、さらに炒める。
7. 水と塩を加えて、沸騰したら弱火で約30分煮る。煮詰まったら水を足してもよい。濃度は好みで調節する。
8. 最後に強火にし、割りほぐした卵を入れてとじる。
9. ブラックペッパーをふる。

湯取り法

炒ってから炊く白米

米を炒って香ばしさをプラスした、消化にもよい調理法です。インドのお米（インディカ米）はヌカに相当するものが少ないので、洗わずそのまま炒ってから炊くこともあります。ここではパスタのように多めのお湯でお米を茹でこぼす「湯取り法」で調理をしました。日本米で作る場合は、ヌカを除去してある無洗米が向いています。蓋をして蒸らす前に、ギーを少々たらして混ぜるのもおいしいものです。

材料　4人分

米（インディカ米または無洗米）……2合
水……2リットル以上

作り方

1. フライパンか中華鍋で、米を洗わずそのままカラ炒りする。色が白くなり香りがでてきたら火を止める。
2. 大きめの鍋にたっぷりの水を入れ沸かす。
3. 炒った米を鍋に入れる。
4. 米の品種によって5分から7分で芯がなくなり炊きあがる。ザルにあけ、米だけすぐ鍋に戻し、蓋をして蒸らしてできあがり。

普段のごはんに香ばしさをプラス

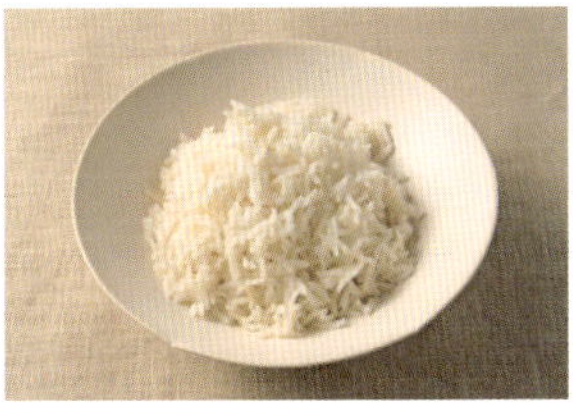

炒ってから炊く白米

炒ってから煮る粥

炒ってから炊く白米と同様に、炒った米で粥を炊くこともあります。「炒る」という調理法は古代からあり、風味がつくと同時に火の通りも早くなります。発熱時や消化力が弱っていて食欲のないときは、日本式に梅干しをのせて食べるのも、日本人の体質に馴染んだ食習慣（153頁参照）なのでよいと思います。米は、まとめて炒ったものを保存するのではなく、そのつど炒ってください。

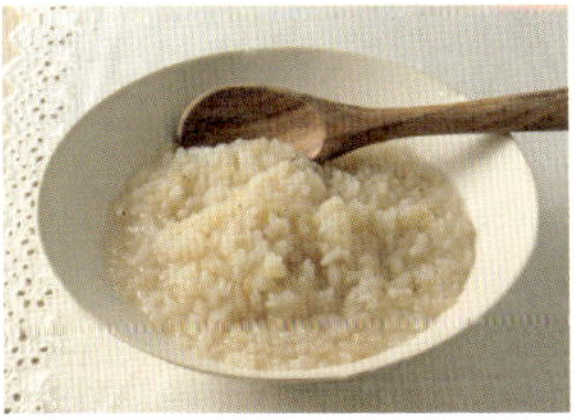

香りで食が進む粥
炒ってから煮る粥

材料　4人分

米（無洗米）……2/3合
水……カップ4（好みでさらに足す）

作り方

1. 深めの鍋で、色がわずかにベージュになり香りがでてくるまで米を炒る。
2. 米が入った鍋に水を入れて沸騰したら弱火にし、焦げないようにたまに混ぜながら粥に炊く。煮詰まったら水（分量外）を足して好みの濃度に仕上げる。
3. 好みで薄く塩味をつける。

チウラ

インド伝統の保存食。プリプリの新しい食感を

「チウラ」とは、米を蒸してから平たく潰して乾燥させたもの（86頁参照）。インドに古代から伝わる保存食です。そのまま軽く炒って食べたり、いちど水に浸してから絞って野菜と一緒に炒めたりして、朝食などにするのがインドの伝統。けれど炒めるときに大量のギーを使うので、おいしい反面、消化に重いメニューになってしまうのが欠点です。ここでは、油分を控え、細かく切った野菜をたっぷり入れたタイプと、ぐっと柔らかく粥状に作るタイプをご紹介します。

▼野菜たっぷりヘルシーバージョン「ポーヘ」

インド人は、茹でこぼす炊き方（湯取り法）のご飯を食べて育つため、粘りけをとらずに乾燥させたチウラを消化に重いと感じることがあるようです。けれど粘りけの強い日本米で育った我々には、油分さえ気をつけて調理をすればチウラは朝食向きの消化によいメニューとなります。この料理は「ポーハ」または「ポーヘ」と呼ばれ、ときにはナッツなども一緒に炒めます。独特のプリプリした食感は大好きになること請け合いです。

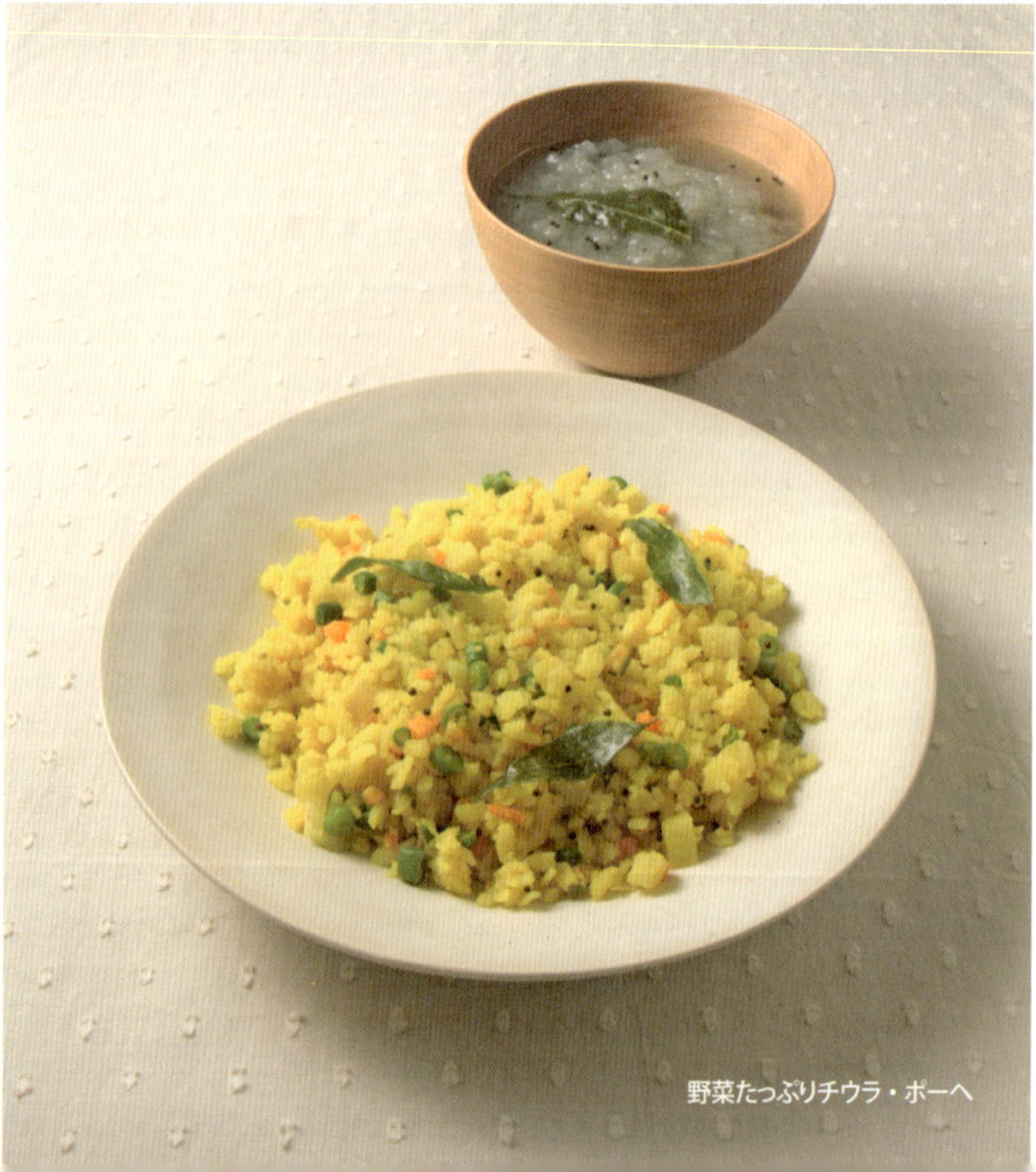

野菜たっぷりチウラ・ポーヘ

材料 4人分

チウラ……カップ1と1/2
ギー……50cc
マスタードシード……小さじ1
ヒーング……少々
カレーリーフ……20枚程度（なければ省略可）
好みの野菜……カップ1
粗みじんの玉ねぎ・人参・じゃがいも・いんげんなどを合わせて
ターメリック……小さじ1
塩……適量

作り方

❶チウラは一度サッと洗ってからたっぷりの水（分量外）に5分浸ける［写真①］。
❷手でチウラをかるく絞る［写真②］。
❸フライパンにギーを熱して、マスタードシードをはじけさせ、ヒーングを加え、カレーリーフも加える。
❹カレーリーフがパリッとしたら［写真③］すぐに粗みじんに切った野菜を加えてよく炒める。
❺ターメリックを加えて1分ほど炒める［写真④］。
❻絞ったチウラも加え、ほぐすようにして炒め合わせる［写真⑤］。炒り卵のようになる。
❼塩で味付けする。

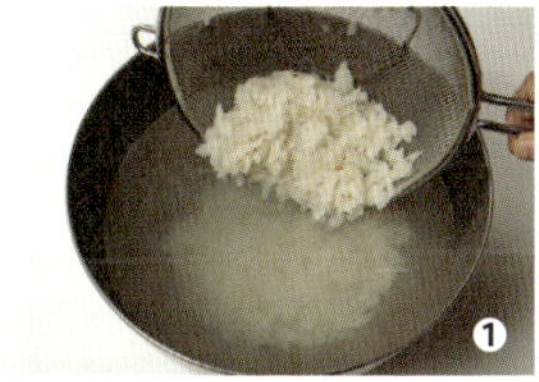

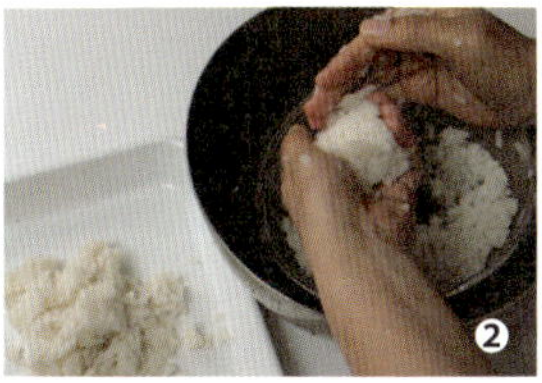

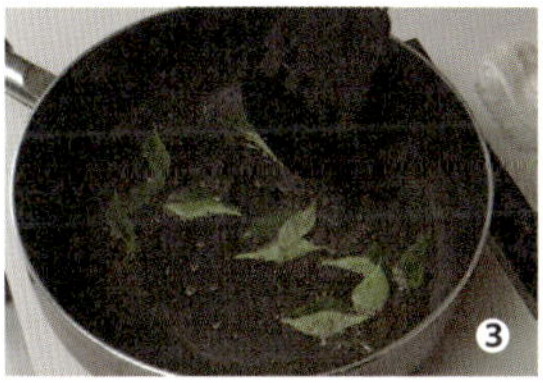

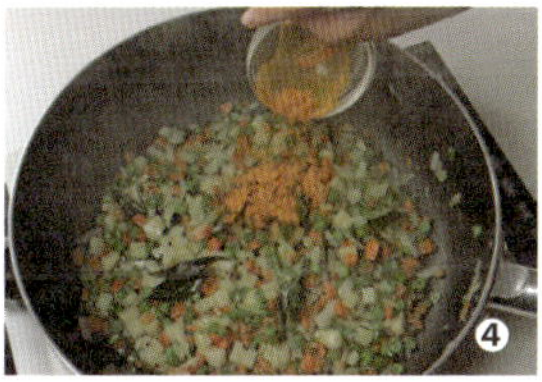

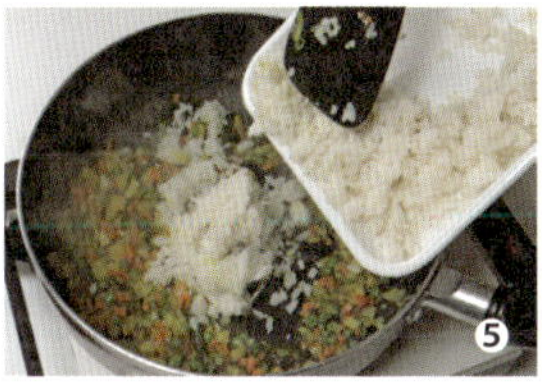

▼ソフトバージョン

チウラでお粥を炊いてみました。プリプリした食感こそ弱くなりますが、早く炊けるので、時間がないときにもおすすめです。消化力が弱っているときはこちらのレシピでお作りください。

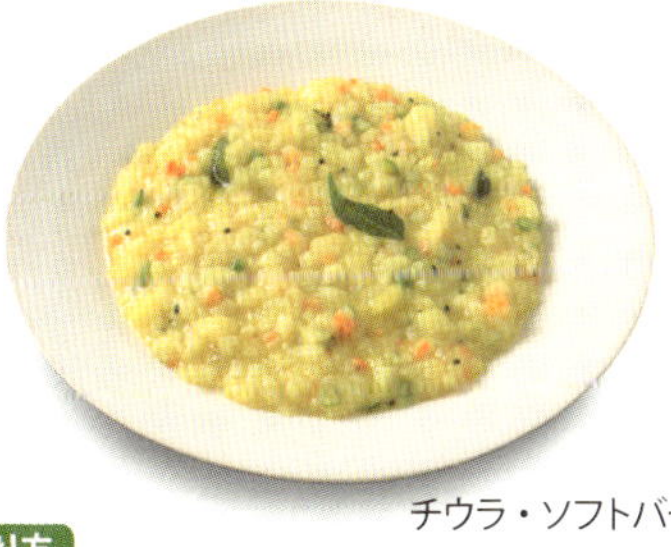

チウラ・ソフトバージョン

作り方

チウラを水に10分浸したあと、絞らずに上記レシピと同様に調理プロセスの⑥で炒めた野菜に加えてから、ひたひたの水分量で煮て、粥状にする。

プットゥー

ココナッツ香る米蒸しパン

インドのケララ州とスリランカに残る伝統料理で、消化によいため、朝食にだされます。カレーをかけるほか、バナナやマンゴーなどの熟れた果物や椰子蜜[註]と一緒に、手でつぶしながらよく混ぜて食べたりします。

古代では竹の筒で蒸していました。現在も専用の蒸し器で円筒状に作られているので、ここではオーブンペーパーを丸く巻いて楊枝で止め、同じ形を作りました。霧吹きを使って水分を加えていくことと、生地はサラサラと筒に入れ、押し固めないのがコツ。小さなお椀形の器や、小さなザルにオーブンペーパーをひいたものなどでも代用できます。

材料 4人分

上新粉……150g

弱火で5分ほど、色付かない程度に炒っておく。
煙がでてきたら火を止める。

ココナッツファイン……150g

塩……少々

冷水……適量

作り方

❶炒った上新粉、ココナッツファイン、塩をボウルに入れてよく混ぜる［写真①］。

❷霧吹きに冷水を入れて、吹きかけながら手で休まずに混ぜていく［写真②］。（二人でやると上手くできる）

❸１センチ程度のポロポロした塊がではじめて、握ると固まり［写真③］、離すとすぐにホロホロと崩れるような硬さ［写真④］にする。（かなりサラサラでよい）

❹オーブンペーパーで直径５センチ、高さ５センチの筒を８個作りつまようじで留める。オーブンペーパーをひいた蒸し器の上にその筒を並べ、そこに生地を入れる。押しこまずにふんわりと。

❺強火で約５分蒸す［写真⑤］。

＊消化力があるときは上新粉と餅粉を半々にするとさらにおいしい。

註……椰子蜜（キトゥル・ハニー）はクジャクヤシの蜜で、糖尿病があっても使える甘味。蜂蜜に似ていますが、こちらは熱しても大丈夫。エスニック食材店で入手可。性質は異なりますが黒糖蜜で代用することもできます。

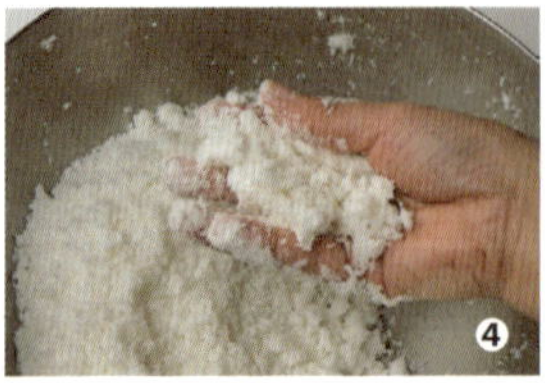

❹

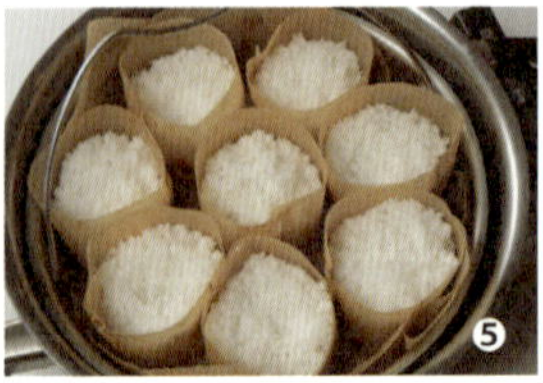

❺

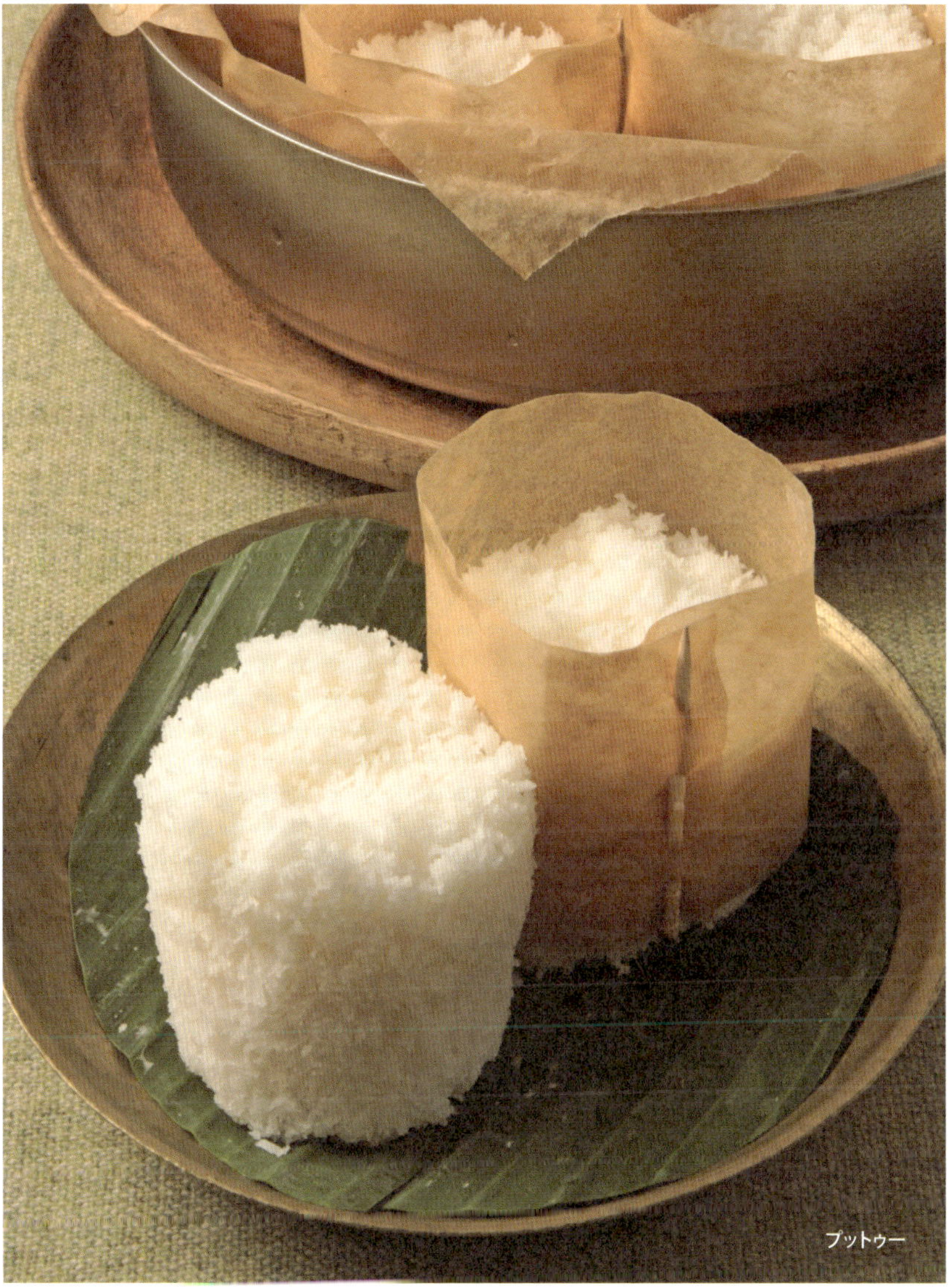
プットゥー

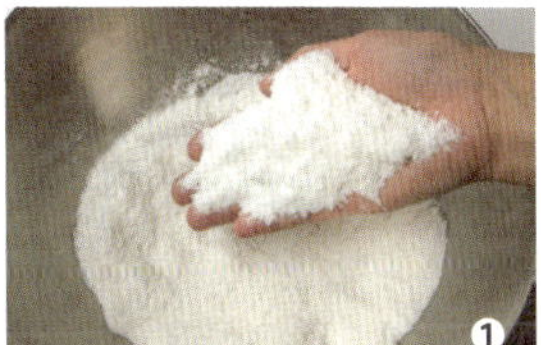

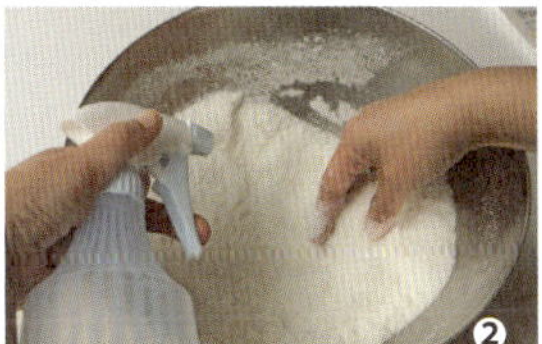

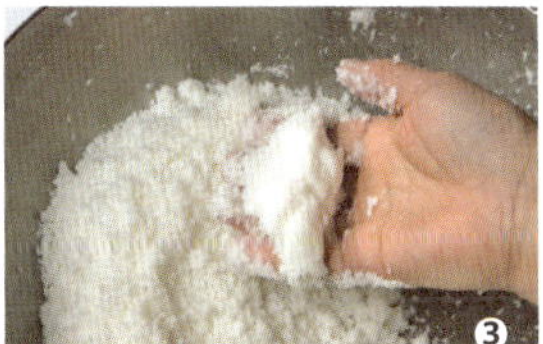

ウプマ

お腹がすぐ空く困ったおいしさ

セモリナという粒状の小麦粉（スージ粉）を練り上げて蕎麦掻のようにして作ります。とても消化がよく朝食に好まれますが、すぐにお腹が空いてしまうのが難。インドでは水分量を少なくして硬めに練りあげて作るのが主流ですが、ここでは柔らかく練ったタイプにしました。ダマにならないように粉を少しずつ入れ、よく混ぜて火を通してください。インドでは「ジャガリー」という粗製糖を使いますが、黒砂糖で代用します。チャトニー（130〜132頁参照）をつけたり、好みのカレーをかけたりしてもよいでしょう。

▼ウプマ ソフトバージョン

材料 4人分

- スージ粉（またはセモリナ粉）……カップ2/3
- サラダ油……大さじ1
- マスタードシード……小さじ2/3
- カレーリーフ……15枚程度（なければ省略可）
- 煮崩れない好みの野菜……カップ1
  玉ねぎ・人参・いんげん・アスパラガスなどを数種類みじん切りであわせて。
- 水……カップ4
- 塩……小さじ1
- 黒砂糖……小さじ1

作り方

1. スージ粉を、食べてカリッとするまで焦がさずにカラ炒りしておく［写真①］。強火は厳禁。
2. 深めの鍋にサラダ油を熱し、マスタードシードをはじけさせてからカレーリーフを入れる。カレーリーフがパリッとしたら［写真②］、みじん切りの野菜を加えて炒める。
3. 野菜に火が通ったら水を加えて沸かす。
4. 塩と黒砂糖で味付けする。
5. 沸騰が続く火加減で、スージ粉をサラサラと少しずつ加えてゆき、ダマにならないように休まず混ぜ続ける。粉が全部入っても透き通ってくるまで（1分程度）混ぜ続けて捏ねあげる［写真③］。

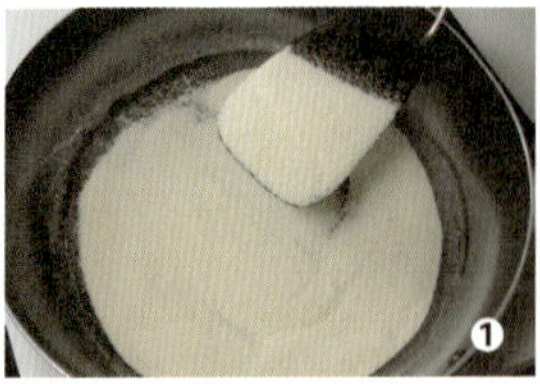

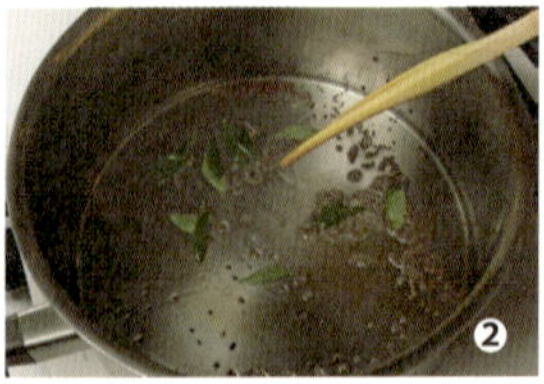

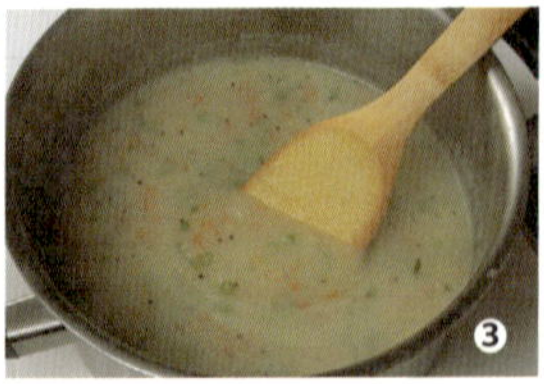

▶ウプマ 蕎麦粉 日本バージョン

作り方

上記レシピのスージ粉を蕎麦粉にし、マスタードシード、カレーリーフ、黒砂糖は使わない。蕎麦粉は一度で入れて、しばらくよく混ぜ続ける。

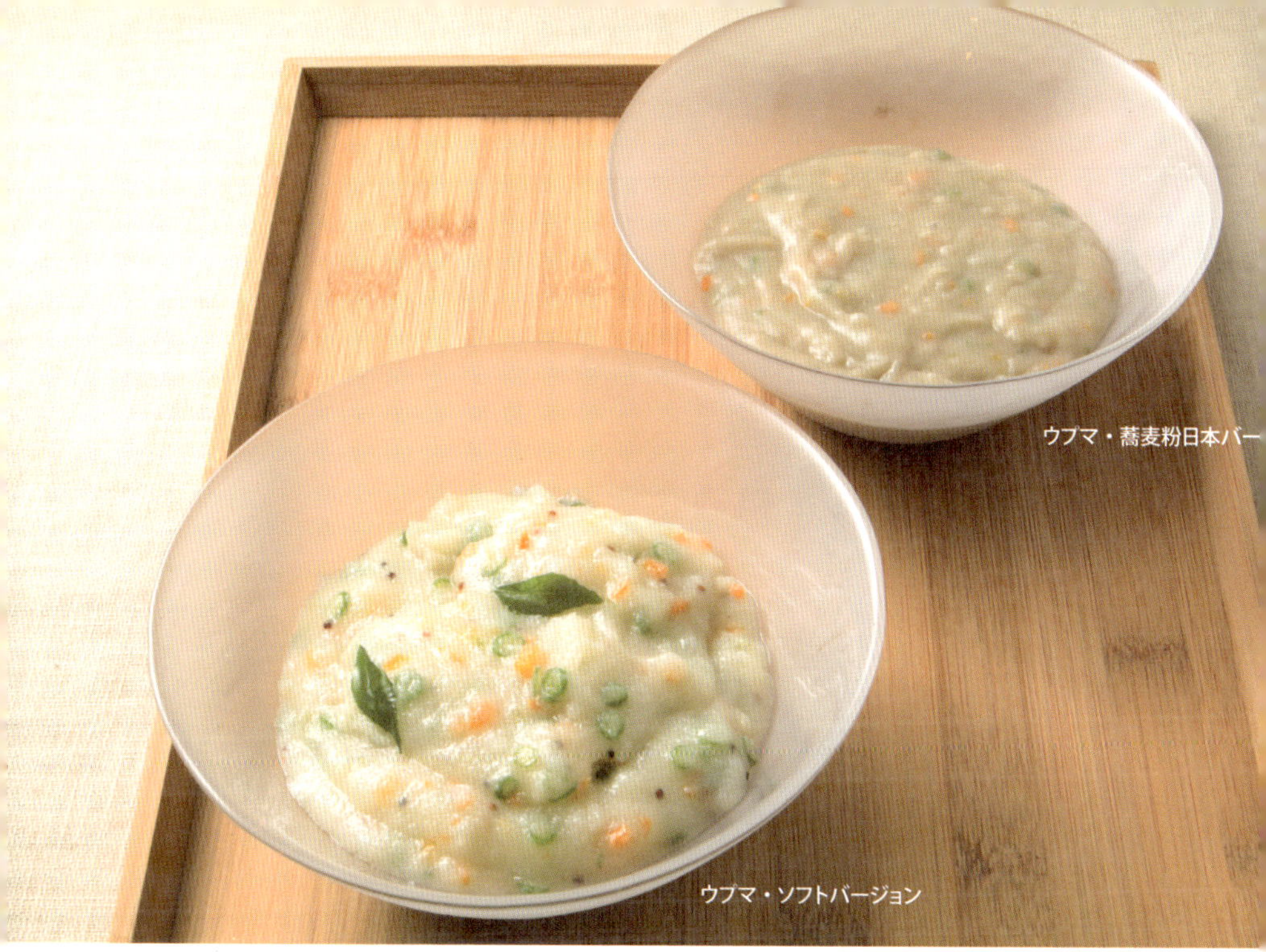

ウプマ・蕎麦粉日本バー

ウプマ・ソフトバージョン

ミント粥

治療中の食事にも使われる 爽やかな香りの粥

ミントはお腹によいハーブ。インドではミントの抽出液でできた薬が古くから売られています。ミントを入れて炊くお粥は、体から毒をだす浄化療法パンチャカルマを受けるために入院している人にもだされます。タマリンドがあればほんの少量、一緒に炊くとさらに体によいものになります。消化力が弱っているときはこのようなお粥を作ってください。

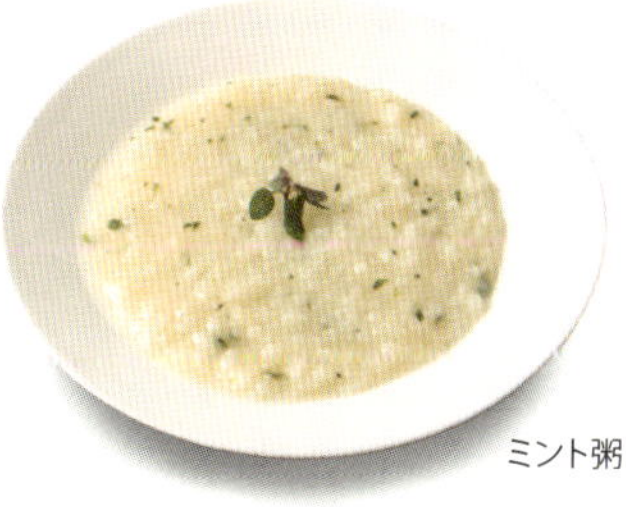

ミント粥

材料 4人分

91頁の「炒ってから煮る粥」と同じ。

米（無洗米）……2/3合

水……カップ4（好みでさらに足す）

ペパーミントの葉……20枚程度（手でちぎっておく）

作り方

1. 水分量は多めにしくゆるい粥にする。
2. ミントの葉を入れる。

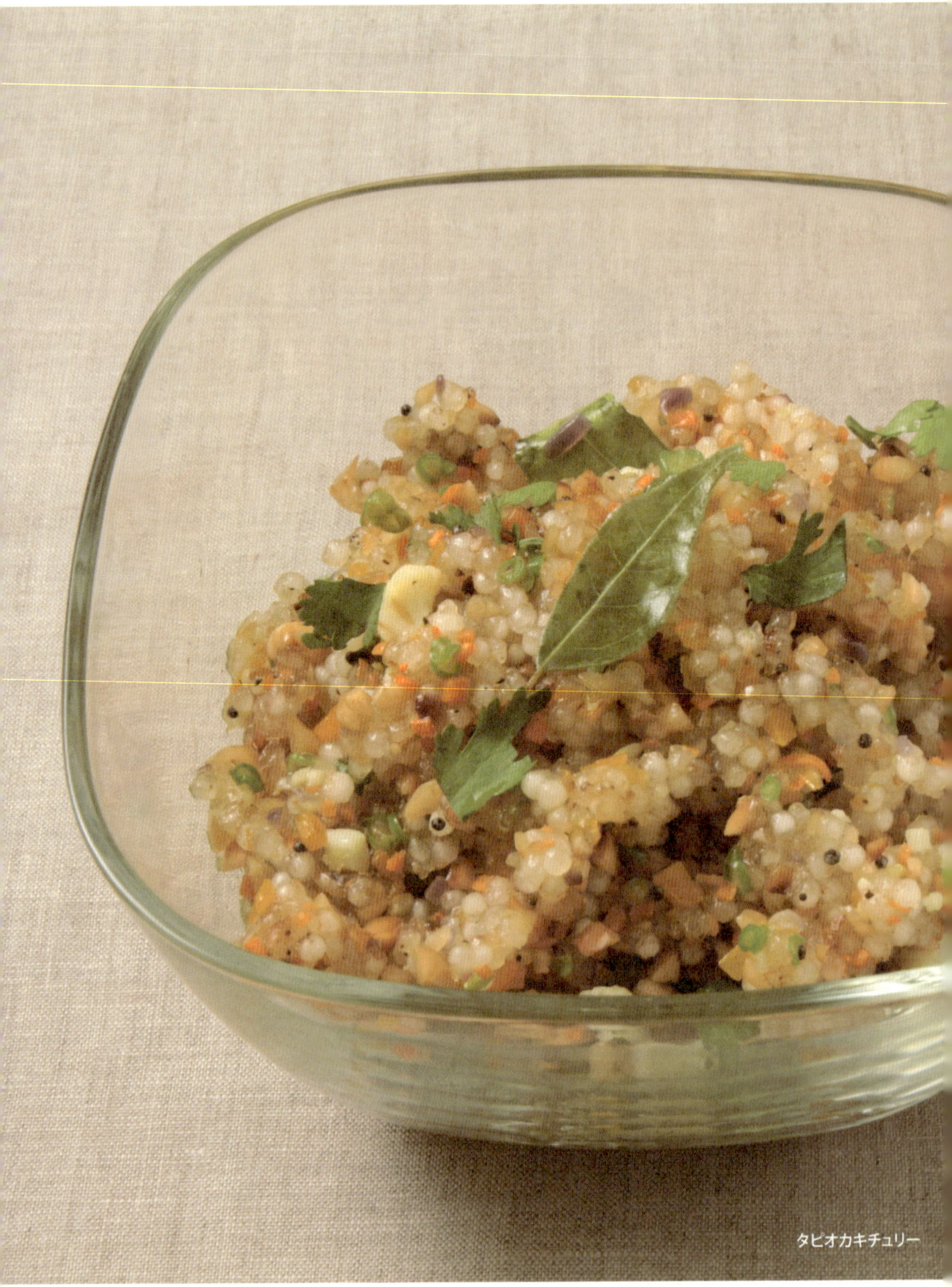

タピオカキチュリー

タピオカキチュリー

食感を味わう楽しさ

インドでは断食のときでも食べてよいとされるものがあり、これもそのひとつ。本来はサゴヤシの実で作ります。本物のサゴの実が少なくなり、インドではサブダナという代用品が使われますが、日本ではサブダナも手に入りにくいのでタピオカで作りました。サブダナが手に入ったらぜひサブダナで。ギーを多く使うほどサクサクでリッチな食感になりますが、ここでは少ない油量でおいしくできるようにしました。

材料 4人分

- ミニタピオカ……カップ1と1/3
- サラダ油……大さじ1
- マスタードシード……小さじ2/3
- カレーリーフ……20枚（なければ省略可）
- ピーナッツ……カップ2/3
  粒が大きければ包丁で刻んでおく。
- お好みの野菜……カップ1と1/3
  玉ねぎと、カリフラワー・いんげん・グリーンピース・人参・大根葉・かぼちゃなどを数種類みじん切りにしたもの。玉ねぎは必須。
- 生姜……1かけ（みじん切り）
- ギー……大さじ2
- 塩……小さじ1
- レッドペッパー……ひとつまみ
- ブラックペッパー……小さじ1/3
- 香菜（刻んだもの）……ひとつかみ

作り方

1. ミニタピオカはサッと洗ってから水に浸けて1分吸水させ、ザルにあげて30分そのまま置く。
2. 中華鍋にサラダ油を熱して、マスタードシードをはじけさせ、カレーリーフ、ピーナッツを入れて30秒炒める。
3. 切っておいた野菜と生姜を入れて、さらに炒める。
4. 玉ねぎが透きとおったら鍋の中央に空間を作り、そこに①のタピオカを入れて、上にギーをたらす。タピオカに溶けたギーをからめながら、ほぐすように炒める。火は焦げなければ中火から強火で、弱くせずにチャーハンのように炒め合わせる。
5. 野菜とタピオカ全体を混ぜながら塩、レッドペッパー、ブラックペッパーで味をつける。粘ってくっついてきたらそれ以上は炒めない。
6. 刻んだ香菜をたっぷり混ぜ込む。

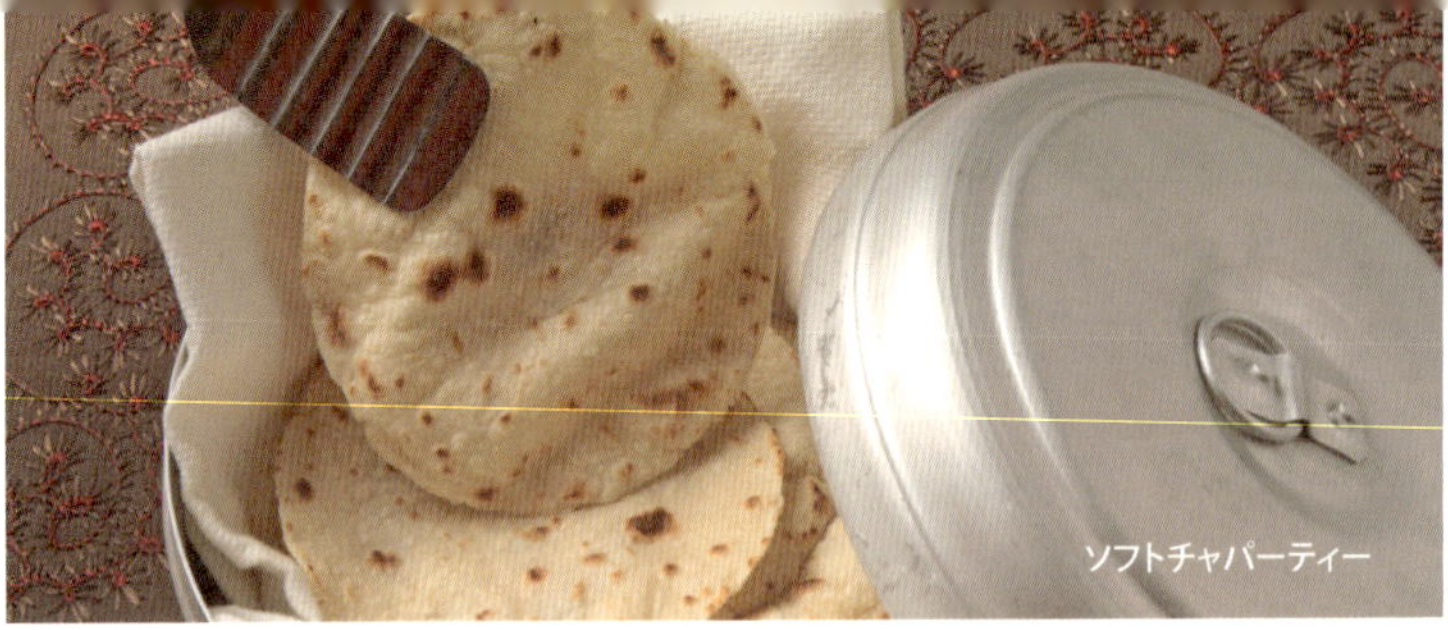

ソフトチャパーティー

びっくりするほど簡単にふくらむ柔らかパン

北インドの主食であるチャパーティーを焼くためには、時間も技術も必要。でもこれは簡単でしかも自然にふくらむのがオドロキのパン。捏ね方がたりなくても大丈夫。フライパンの上で自然にふくらんできます。焼けたら冷めないように、蓋付きの鍋などの中に重ねていってください。内側にタオルや布巾を敷くと保温性がよりアップします。そのつど、容器から一枚ずつとりだして温かいうちに食べます。

材料（直径約12センチで18枚分）

熱湯……360cc
塩……小さじ1/3
アーター（全粒粉）……240g
薄力粉（打ち粉）

作り方

1. 鍋に熱湯を沸かし、塩を溶かす。沸いたら火を止め、すぐアーターを一気に入れて木ベラで混ぜる［写真①］。
2. 生地がまとまってきて手でさわれる熱さになったら、とりだして捏ねる［写真②］。
3. 3分ほど捏ねたら18等分にして丸める。
4. 打ち粉（薄力粉）を使い麺棒でのばす。餃子の皮よりも一回り大きいサイズになったら、茶碗のふちなどで型抜きする［写真③］。
5. 熱したフライパンで素焼きにする。生地が冷めないうちにどんどん作ってゆくのがコツ。ゆっくり焼いてひっくり返す。自然にふくれてくるので［写真④］、両面焼けたらできあがり。

＊打ち粉は、アーターだと焦げやすいので薄力粉が向いています。
＊粉、水の分量は正確に計量してください。
＊インド食材店などで売られているアーターは、粒子が細かく、チャパーティーに適しています。製菓、製パン材料の全粒粉は、粒子が粗く、調理に問題はありませんが、食感が違う仕上りになります。

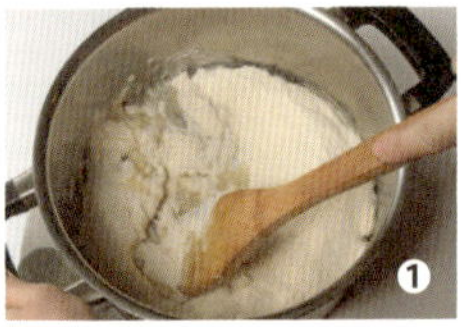

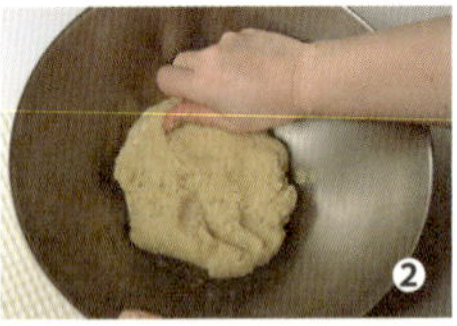

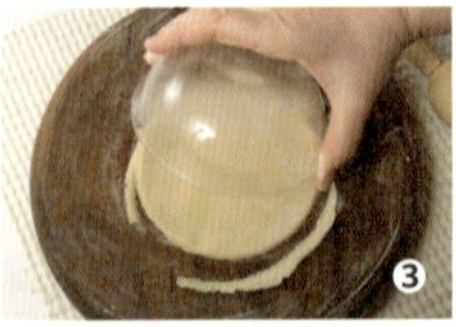

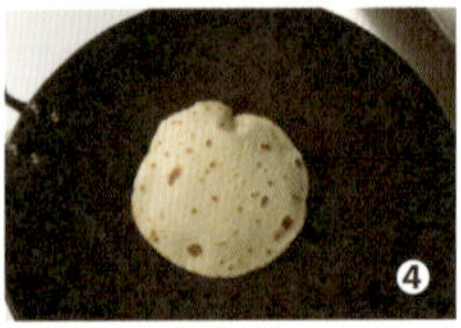

ホットサンド

アーユルヴェーダ式パンのおすすめメニュー

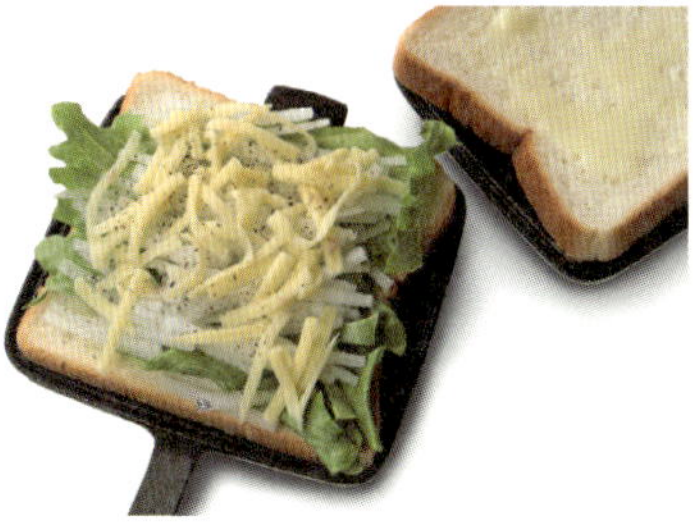

▼ホットサンドのすすめ

ホットサンドは、ギーを塗って焼いたトースト（102頁参照）で作ります。温かく、好みの具も一緒に入れることができて、アーユルヴェーダセラピストのあいだでは人気のメニュー。ありがちな具の組みあわせにとらわれず、工夫次第で和風の具もOKです。細く千切りにした生野菜はほどよく温まり、ギーの風味も加わって新しいおいしさです。次はなにを挟んで食べるか……ご自分の体調に合ったもの、という発想で、よりアーユルヴェディックにいろいろ新しい味をお試しください。

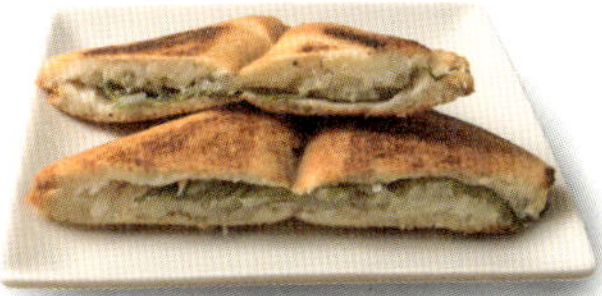

大根と岩塩とチーズとレタス
（チーズは有塩乳製品なので、ごく少量に）

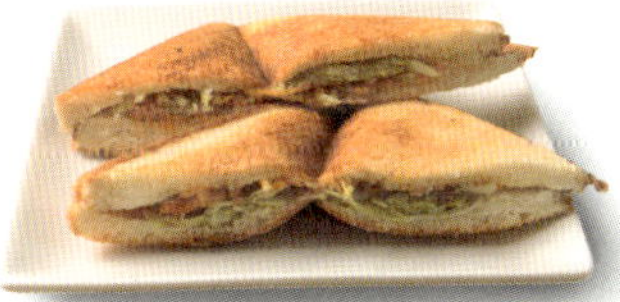

千切りにした人参とキャベツ
（炒ったクミンシードとチャートマサラで）

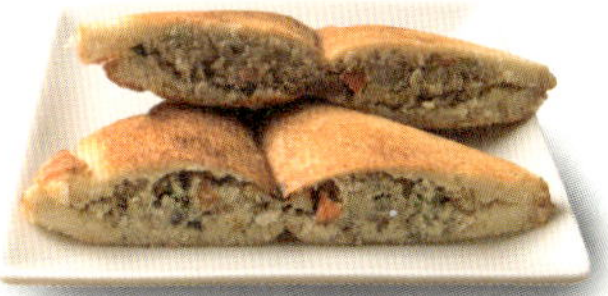

おから

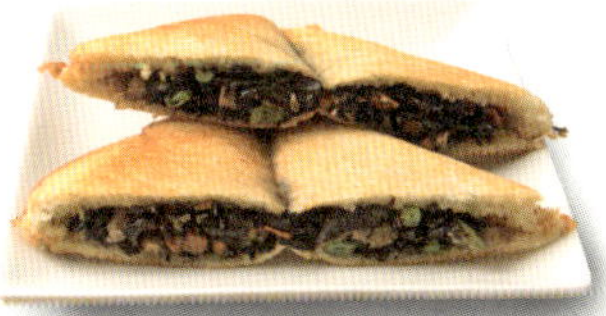

ひじき煮

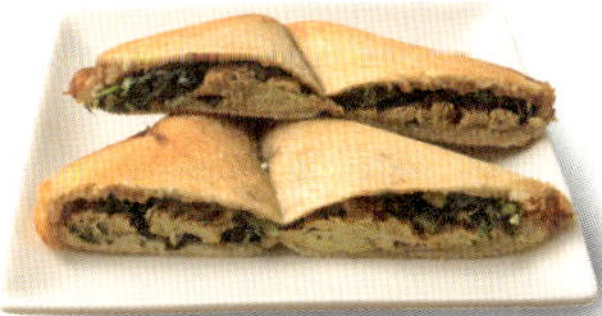

春菊入り炒り卵

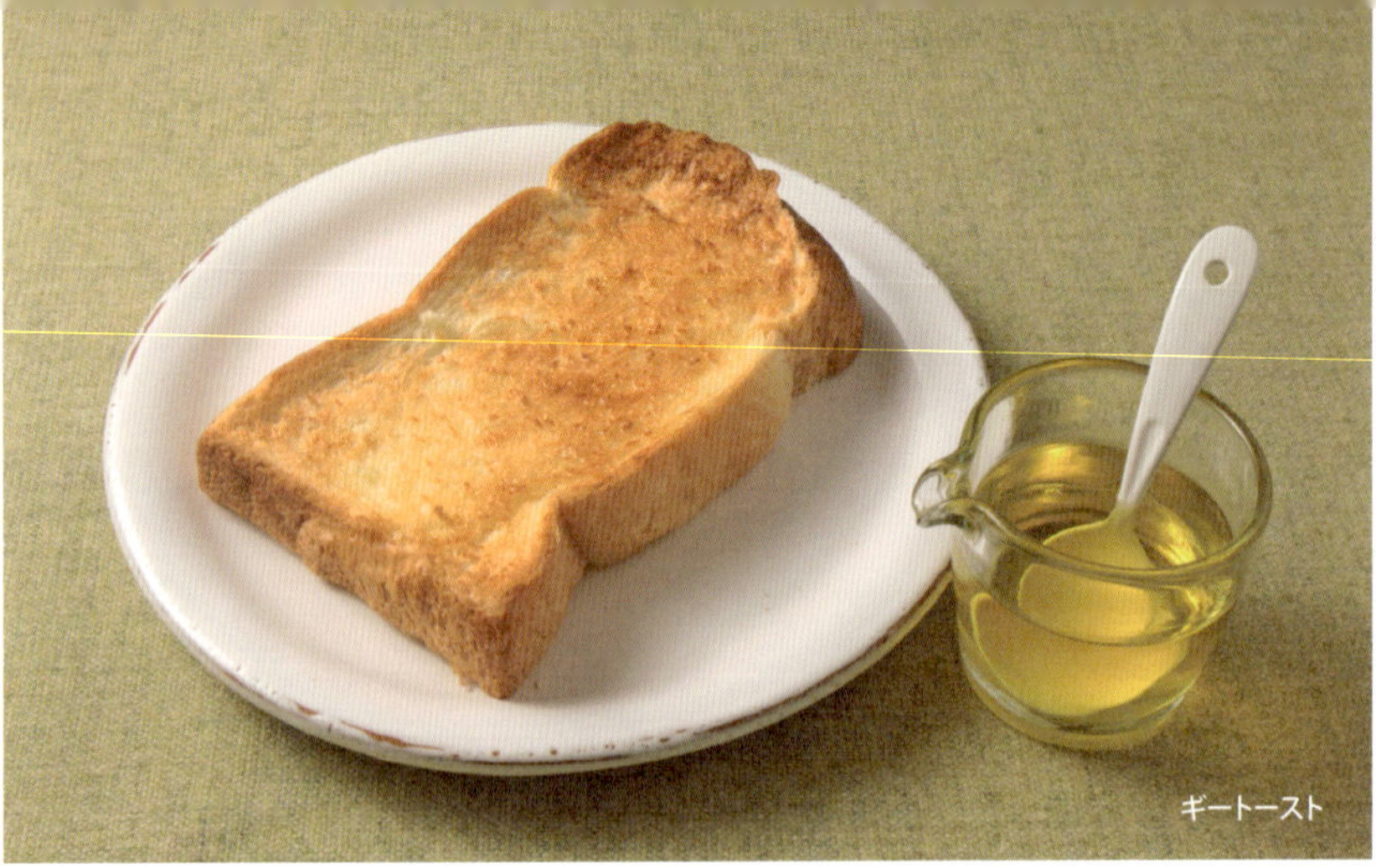

ギートースト

ギーを塗ったトースト

ガスを生まない秘密はトーストにあり

パンを生のまま食べると、お腹の中でガスを生み、悪さをします。それを防ぐには、食べる前にトーストすればよいのです。また、焼くことで小麦の重い性質が軽くなります。ぜひパンはトーストしてから食べる習慣をつけてください。トーストに塗るのはバターではなくギーが最高です。ギーは風味がよく、パンのおいしさもランクアップ間違いなし。

ギーの作り方は104頁で紹介します。手作りのギーをぜひストックしておいてください。

材料 4人分

食パン……4枚
ギー……適量

作り方

1. 食パンをトーストする。
2. ギーを塗る。

▼蜂蜜の選び方

良質な蜂蜜を選ぶには、まず、添加物が入っていないかを確かめます。つぎに、純粋蜂蜜が必要以上に加熱されていないかをチェックします。蜂蜜専門店や養蜂場で、良質な蜂蜜を手に入れてください（50〜51頁参照）。

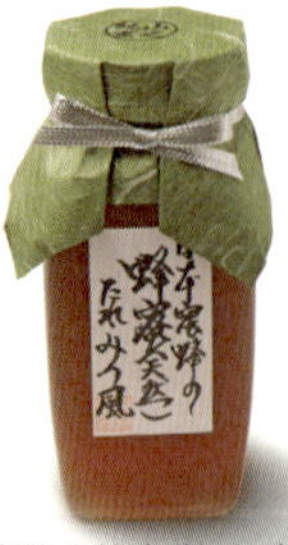

日本蜜蜂の蜂蜜（たれ蜜）550g
藤原養蜂場

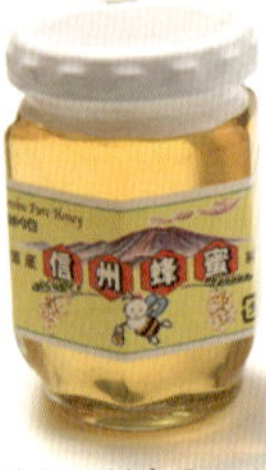

アカシアはちみつ150g
荻原養蜂園

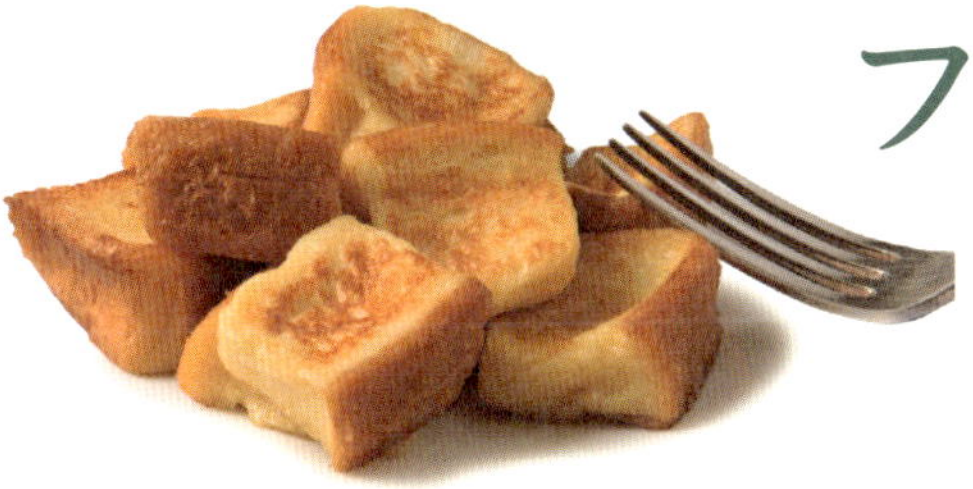

フレンチトースト

塩は使わず、蜂蜜には熱を加えずに

フレンチトーストは、トーストされているうえに柔らかで温かく、消化にもよいアーユルヴェーダ的な食べ物です。

ただし注意が必要です。牛乳と塩の組みあわせは避けるということです。ここでは黒砂糖でうす甘に作りました。厳密にいえば牛乳と卵の組みあわせもよくないので、カルダモンを加えて乳製品の消化を助け、エスニックなおいしさもプラス。スパイスの助けを借りて消化力をあげる、という一例です。

また、卵液の下味の甘味に蜂蜜は使いません。蜂蜜を加熱してはいけないからです（50～51頁参照）。ただ蜂蜜はカパを下げるにはとても有効な食品なので、アーユルヴェーダのインド人ドクターのなかには、蜂蜜をトーストに塗ることを奨励している方もいらっしゃいます。トーストしたあと、表面温度が下がったところにつけるという食べ方なら、ダイレクトヒート（直接の加熱）ではないので、毒にならない温度でうまく食事にとりいれることが可能でしょう。

蜂蜜を、いつも冷たいものとの組みあわせでとるのは味気ないもの。ほんのり温かいものと組みあわせて上手にカパを下げましょう。また、蜂蜜はよいものを選ぶことがとても人切です。どうぞ50～51頁を参考に。

材料　4人分

食パン	4枚
卵	2個
牛乳	350cc
黒砂糖	大さじ2
カルダセンパウダー	小さじ1/2
ギー	適量
蜂蜜	適量

作り方

1. 食パンは一口サイズに切る。
2. 割りほぐした卵に牛乳を加え、黒砂糖を溶かしてカルダモンパウダーを混ぜる。
3. ②に食パンを浸して5分程度置く。
4. フライパンにギーを熱して浸した食パンを焼く。
5. 盛り付けたら好みで蜂蜜を添えて、つけながら食べる。

ギーの作り方

（作りやすい分量）

仕上がりの量は使用した無塩バターの90〜95％程です。

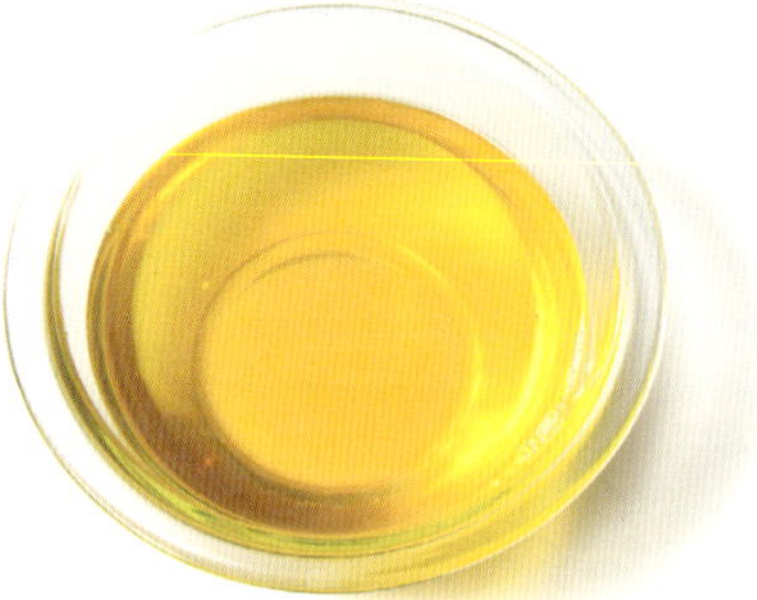

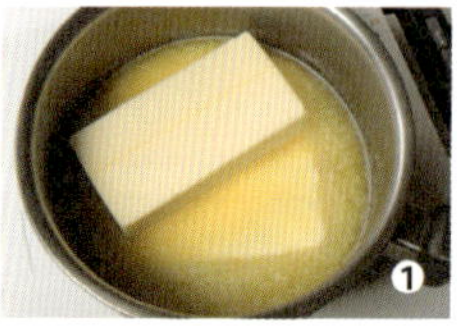

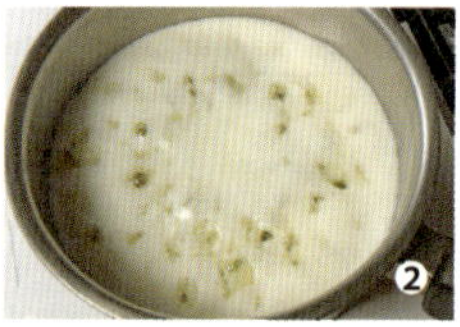

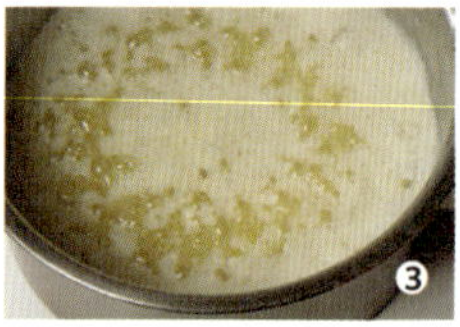

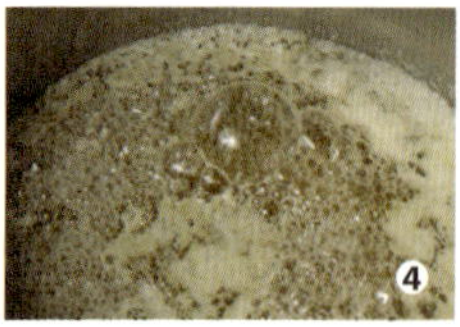

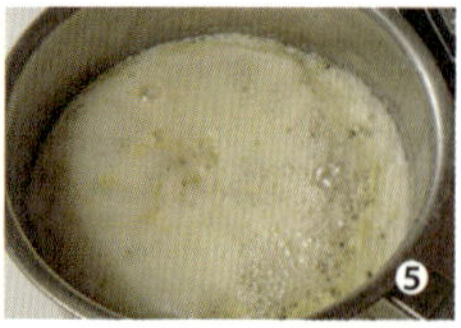

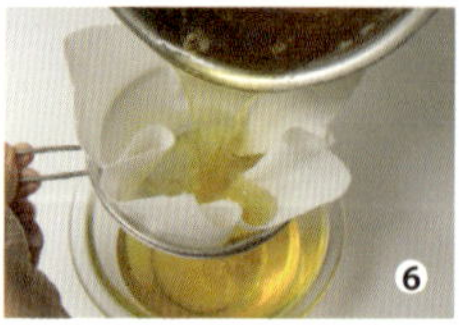

作り方

❶市販の無塩バター（写真は600グラム）を鍋に入れて火にかけ、中火で焦がさないように溶かす［写真①］。

❷すべて溶けたら、そのまま水分をとばしていく。表面に白い細かい泡がでてくる［写真②］。（気になればへらでとりのぞいてもよいが、ギーが濁ってしまうので絶対にかき混ぜないように！）

❸白い細かい泡がおさまった後、パチパチと水分が蒸発する音がきこえてくる。透明な大きい泡がプクプクでてきたら弱火にする［写真③］。ここからは、泡と音と色の変化をじっくり観察。

❹大きな泡はつながって1〜2センチのドームのような形になり［写真④］、はじける。その後また細かい白い泡に変わり［写真⑤］、やがて音は静かになる。へらでそっと泡をよせると、バターは透きとおったきれいな金色になっていて、鍋底に茶色いカスのようなものが沈殿しているのがはっきりみえる。このときギーのよい香りがしてくる。ここで火を止める。

❺熱いうちに不織布のペーパーで、耐熱の容器に漉す［写真⑥］。

＊ステンレスやホーローの鍋が適しています。

＊良質のギーを作るには、かならず無塩バターを使ってください。

＊水分や不純物が入るとギーは酸化しやすいため、乾いたきれいなスプーンを使います。

＊鍋の底に溜まった沈殿物はバターに含まれているたんぱく質です。これもおいしいのでそのまま食べたり、料理に使ったりできますが、消化には重いので少量ずつお使いください。

＊紙のキッチンペーパーでは目がつまってギーの沈殿物を漉すことができません。不織布の「リードクッキングペーパー」が適しています。

＊耐熱性のフタ付き保存ビンがあると便利です。

＊インドでは40度以上の気候でも常温で長期間保存しています。日本でも冷暗所に保存すれば、冷蔵庫に入れる必要はありません。ただし、水分や不純物が入ると腐りやすいので注意が必要です。

カリフラワーのサブジ

北インドのおかず、基本中の基本レシピ

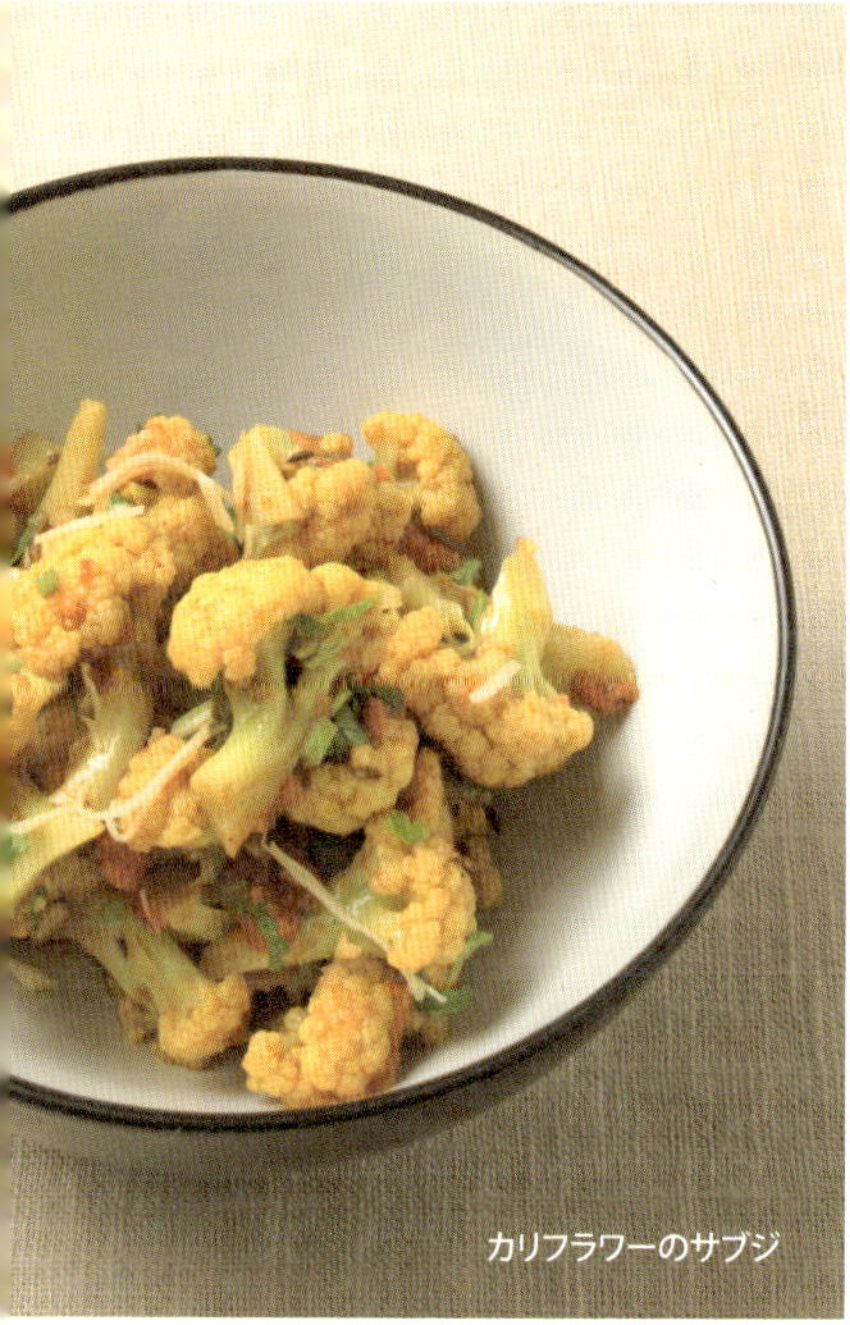

カリフラワーのサブジ

▼基本のドライサブジ

サブジというのは「野菜のお惣菜」というような意味。ほかにもじゃがいも、里芋、人参、いんげん、グリーンピース、キャベツなどを、単品もしくは組みあわせて同じレシピで作れば、さまざまなバリエーションが楽しめます。ドライサブジの基本は、マスタードシードやクミンといったシード類のスパイスを油ではじけさせてから、切った野菜と調合したスパイスを入れ、しっかり蓋をして弱火で野菜の水分だけで時間をかけて蒸し煮にする、というものです。少量のトマトをたすと、しっとりして焦げにくくなります。カリフラワーは、お腹にガスを生みやすいので、ヒーングや生姜でガスのケアを。

材料 4人分

カリフラワー	大きめのもの1/2個
トマト	100g
サラダ油	30cc
クミンシード	小さじ1/2
ヒーング	ひとつまみ
調合しておくもの（混ぜ合わせておく）	
ⓐ ターメリック	小さじ1/2
ⓐ レッドペッパー	ふたつまみ
ⓐ コリアンダーパウダー	小さじ1
ⓐ 塩	小さじ1弱
針生姜	少々
香菜	少々

作り方

1. カリフラワーは小さくわける。
2. トマトは1センチ角に切る。
3. 鍋にサラダ油を熱して、クミンシード、ヒーングを入れる。
4. パチパチはじけたら、カリフラワーを入れて中火で炒める。
5. ⓐをよく混ぜて振りいれ、1分ほど炒める。
6. トマトを混ぜてごく弱火にし、蓋をしっかり閉めて蒸し煮にする。
7. カリフラワーが柔らかくなったら針生姜を混ぜる。好みで刻んだ香菜も混ぜる。

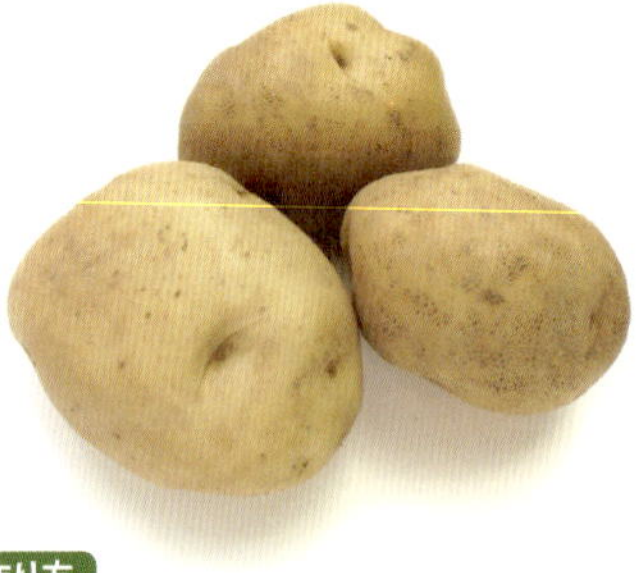

じゃがいものしっとりサブジ

しっとりがおいしい応用編

じゃがいもを使ってしっとり仕上げたサブジです。とくにヴァータが強い人には、じゃがいもをホクホクにしあげるより、水分を加えてスパイスを染み込ませ、しっとり作ったほうがよいでしょう。じゃがいもによるガス対策として、かならずヒーングを入れるほかに、仕上げに針生姜を混ぜ込むのもよい方法です。体も温まります。

材料 4人分

じゃがいも	中4個
玉ねぎ	1/4個
トマト	150g
サラダ油	30cc
ヒーング	ふたつまみ
クミンシード	小さじ2/3
ターメリック	小さじ1/2
水	適量

調合しておくもの（混ぜ合わせておく）

ⓐ	コリアンダーパウダー	小さじ1
	レッドペッパー	ふたつまみ
	ブラックペッパー	小さじ1/3
	塩	小さじ1

香菜（飾り用）

作り方

1. じゃがいもは皮ごと茹で、柔らかくなったら皮をむいて粗熱をとり、手で2センチ程度の大きさに割ってボウルに入れておく。
2. 玉ねぎはみじん切り、トマトは2センチ程度のざく切りにする。
3. 鍋にサラダ油を熱してヒーングとクミンシードを入れ、はじけたら玉ねぎを加えて炒める。
4. 玉ねぎが透き通ったらターメリックを入れ、さらに炒める。
5. 玉ねぎがきつね色になり甘くなったらトマトを加えて、それ以上焦げないように、火を止めておく。
6. ①の茹でて割ったじゃがいもに水を加えて、じゃがいもが半分隠れる程度にする。
7. そこに調合したスパイスと塩ⓐを入れて混ぜる。
8. 炒めた玉ねぎの鍋に⑦を入れて合わせる。
9. しっとりとよくなじむまで3～5分、火を通す。
10. 皿に盛って香菜を飾る。

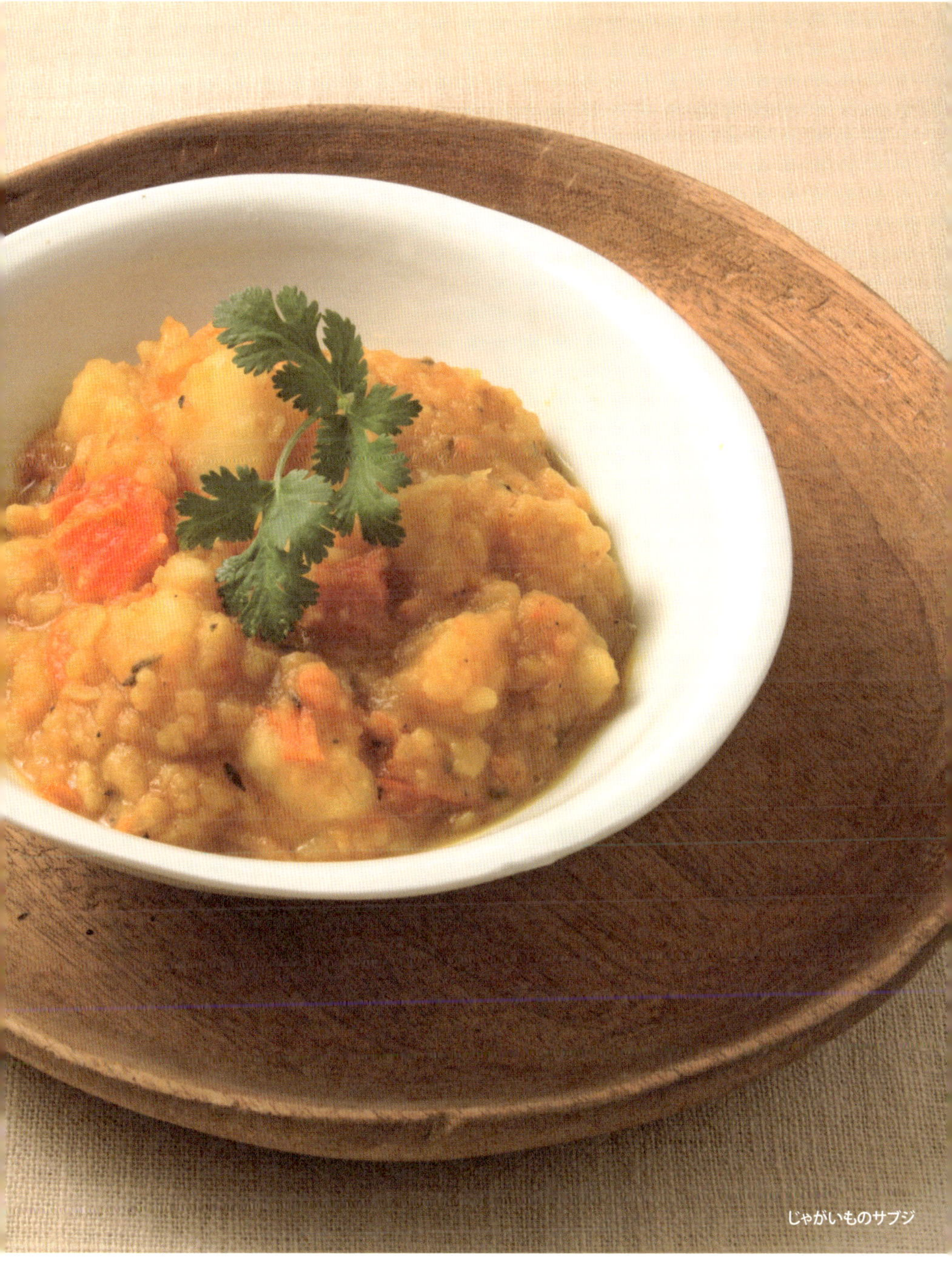

じゃがいものサブジ

キャベツを使って基本のポリヤル

まるで温サラダのような南インドの炒め物

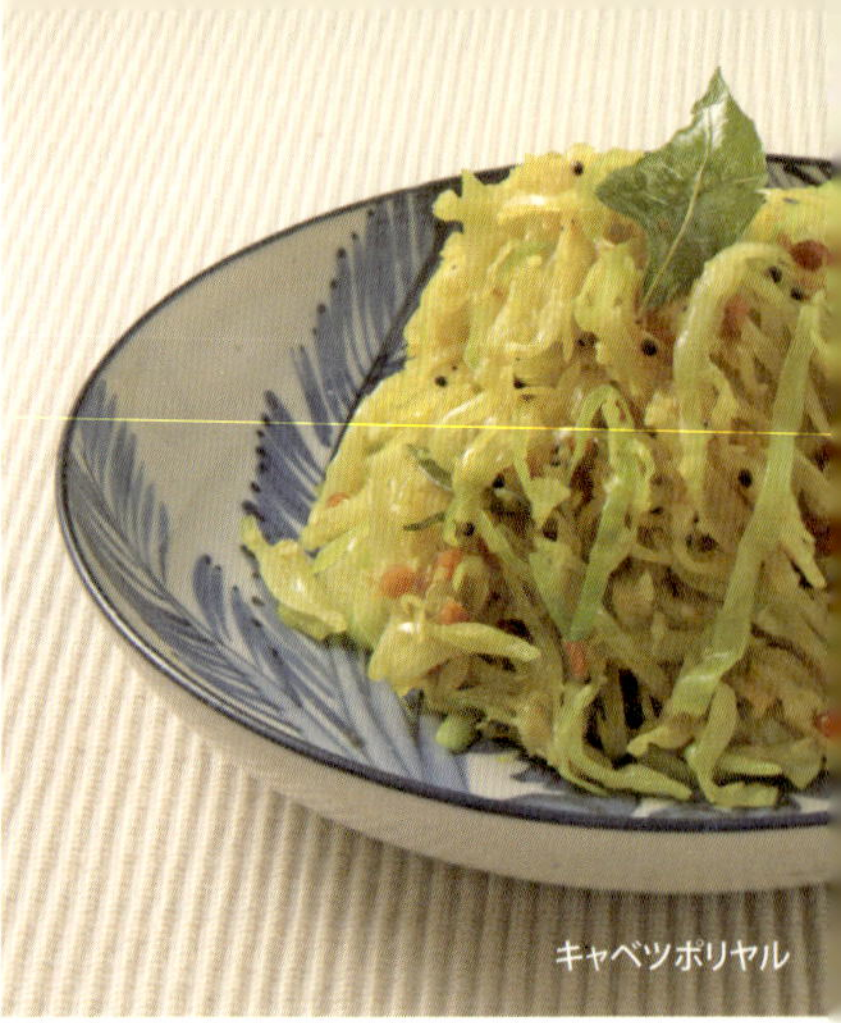
キャベツポリヤル

「ポリヤル」は南インドの野菜のスパイス炒めです。カレーリーフというハーブの生があると最高の香り。なければドライにしたもので。チャナ豆、ウラド豆という乾物の豆を少量一緒に炒めてカリカリした食感を楽しみますが、これはなければ省略。キャベツにはぜひヒーングを入れてガスのケアを。千切りの人参、細く切ったいんげん、甘くない未熟なかぼちゃも同様に使えます。ポイントは細切りです。ココナッツファインを製菓材料コーナーで買ってきて、仕上げに足すとぐっといい味。さらにココナッツオイルを最後にひとたらしすれば本場の香りに。

材料　4人分

キャベツ	中サイズ1/2個
玉ねぎ	1/4個
サラダ油	大さじ2
マスタードシード	小さじ1/2
ヒーング	少々
チャナ豆とウラド豆	各小さじ2（省略可）
カレーリーフ	15枚
ターメリック	小さじ1/2
ココナッツファイン	カップ1/4
塩	小さじ1

作り方

1. キャベツは細く千切りにする。
2. 玉ねぎは繊維に沿って薄切りにしてから長さを３等分に切る（長めのみじん切りサイズ）。
3. 中華鍋にサラダ油を熱してマスタードシードとヒーングを入れる。
4. マスタードシードがはじけたらチャナ豆とウラド豆を加え、カレーリーフを加える。
5. カレーリーフがパリッとしたら玉ねぎを加え、炒める。
6. 玉ねぎが色づき始めたら、ターメリックを加える。
7. 20～30秒混ぜたらキャベツを加えて炒め合わせる。このときキャベツが硬かったら水を30cc（分量外）ほど足す。みずみずしい春キャベツのときは必要ない。
8. ココナッツファインと塩を入れて全体をよく混ぜ、もう一度軽く炒めたら火を止める。

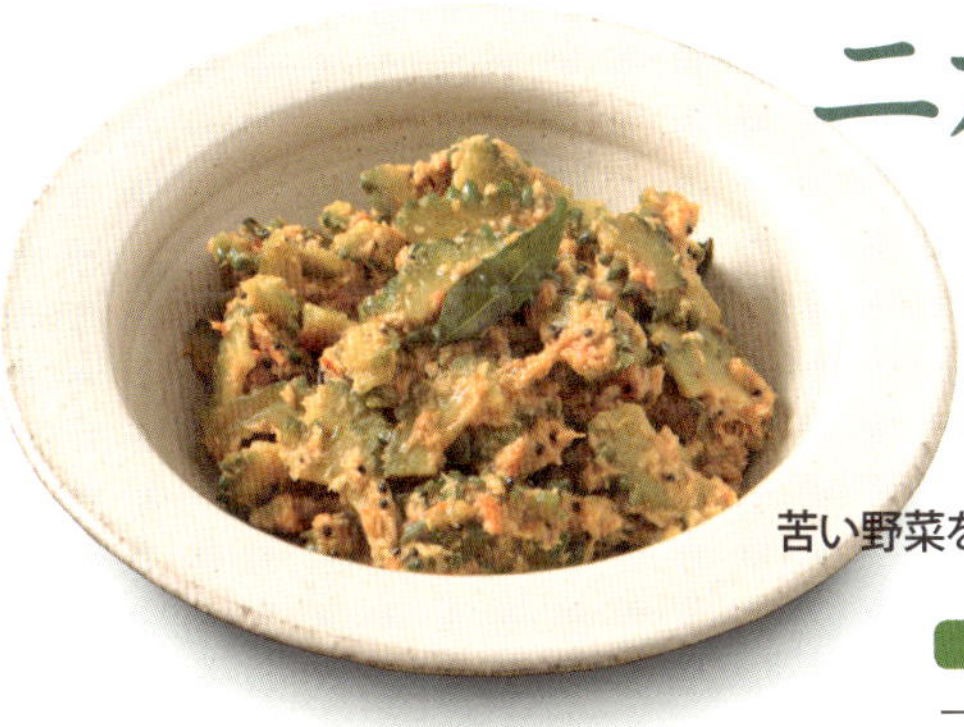

ニガウリで作るココナッツポリヤル

苦い野菜をココナッツ風味で食べる南インドの知恵

「マサラポリヤル」とも呼ばれます。たくさんのスパイスを使って辛くビビッドな味に作るタミルナドゥ州の料理です。ここではスパイスを少なくして刺激を和らげ、ニガウリの苦味をほどよく残した味付けにしました。ほのかなレモンの酸味で食欲も増進します。食欲の落ちる暑い季節や残暑の季節にライスにのせて、消化力の高い昼の時間帯にどうぞ。

材料 4人分

ニガウリ	大きめ1本
トマト	1個
ココナッツファイン	カップ1/2
水	カップ2/3
クミンパウダー	小さじ1
サラダ油	大さじ2
マスタードシード	小さじ1
ヒーング	小さじ1/4
カレーリーフ	15枚
調合しておくもの（混ぜ合わせておく）	
ⓐ ターメリック	小さじ1/2
ⓐ コリアンダーパウダー	小さじ1
ⓐ レッドペッパー	ふたつまみ
ⓐ 塩	小さじ1
レモン汁	大さじ1

作り方

❶ニガウリは縦半分に切って種とワタをとり、1センチ角に切る。

❷トマトは細かめにザク切り。

❸ココナッツファインと水は一緒にしてフードプロセッサーにかけ、クミンパウダーを混ぜておく。

❹フライパンか中華鍋にサラダ油を熱し、マスタードシード、ヒーング、カレーリーフの順に入れる。

❺カレーリーフがパリッとしたらトマトを入れて煮崩す。

❻ニガウリを入れてよく炒める。1分ほど炒めたら、調合したスパイスと塩ⓐを入れる。

❼ニガウリに火が通ったら③のクミンパウダーが入った水とココナッツファインを加える。

❽仕上げにレモン汁を混ぜる。

人参のトーレン

個性派野菜にこそスパイスを

材料 2人分

人参……カップ1（みじん切り）
にんにく……1/2かけ
ココナッツミルク……50cc
ギー……小さじ2
マスタードシード……小さじ1
クミンシード……小さじ1/3
カレーリーフ……10枚
水……大さじ2
ターメリック……少々
ココナッツファイン……大さじ1
塩……適量
クミンパウダー……ひとつまみ

作り方

❶人参を3センチ程度のみじん切りにする（専用のおろし器などを使うとよい）。
❷にんにくをすりおろしてココナッツミルクと混ぜておく。
❸鍋にギーを熱してマスタードシードとクミンシードをはじけさせる。
❹カレーリーフを入れてパリッとしたら、人参を加えて炒める。
❺水をふり入れる。
❻ターメリックを入れる。
❼3分ほど炒めて水分がなくなったら、②のココナッツミルクとにんにくを混ぜたものを入れる。
❽ココナッツファインを入れる。
❾炒めながら塩で味付けし、最後にクミンパウダーを振る。

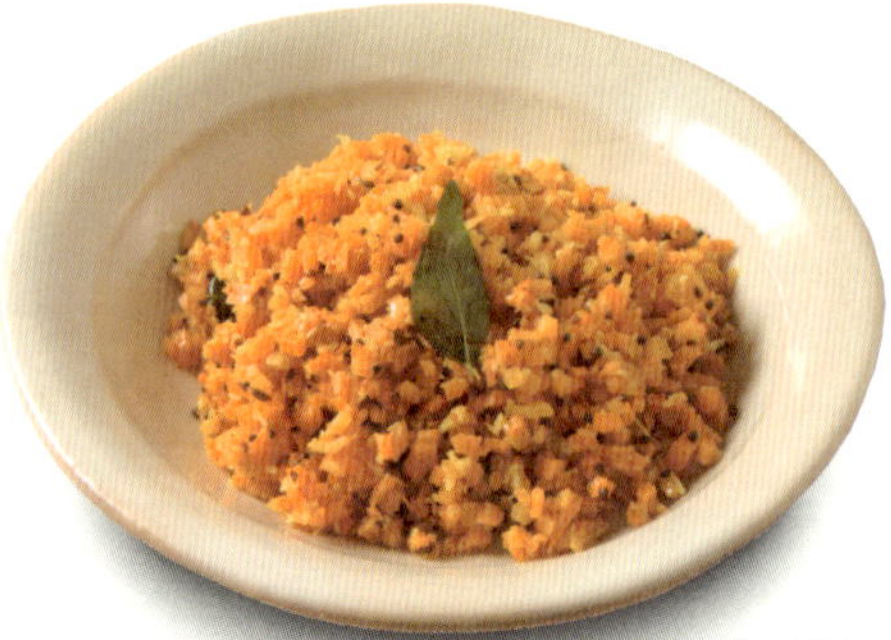

人参のトーレン

ケララ州南部では、ポリヤルのことを「トーレン」といいます。人参は専用のおろし器や、チーズおろしで、3センチ程度の細切りにおろします（沖縄料理「人参しりしり」のサイズ）。おろし器がなければみじん切りで。人参のような個性の強い野菜には、ココナッツにわずかなにんにくが入るこのレシピが向いています。滋養高く甘みのあるビーツもぜひこのレシピで。このようなドライなスタイルのインド料理は、汁気のある料理と組みあわせ、混ぜて食べるのがインド式です。もちろん、それが洋風のポタージュだったり、和風の汁物でもよいと思います。人参は温性が強いので、ピッタが強い状態の人はビーツで作るのがおすすめです。

イヌホオズキのパリヤ

身近な野草をスパイスで炒めて

「イヌホオズキ」は茄子科の一年草、白い花と緑の丸い実が目印です。実はやがて黒く熟しますが、これは毒なので食べられません。実以外の部分にも、「ソラニン」など、じゃがいもの芽などに含まれる毒があります。ところが葉だけ加熱して食べれば、3つのドーシャすべてを鎮静させ、強壮強精作用があり、便通も促す優れた食材となるので、アジアのいくつかの国で食べられています。南インドのカルナータカ州で「パリヤ」と呼ばれる炒め物を、ここではイヌホオズキの葉とじゃがいもで作ってみました。ほかにもシロザという野草が3つのドーシャを下げるので、この料理にたいへん向いています。ブラーフミー（つぼ草、143頁参照）もよいでしょう。

　128頁のタンブリは、香菜の代わりにイヌホオズキをサラダ油で炒めたものを使うと、より効果的です。その場合、かならず炒めてください。身近な野草にも、いろいろな薬効があります。たまには摘み草をしてみませんか？

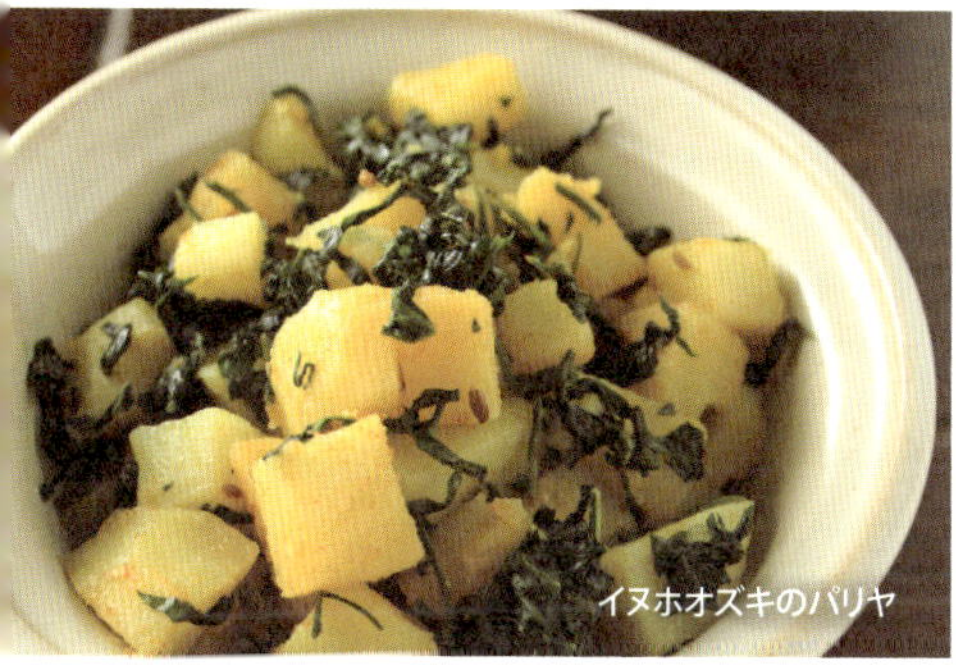

イヌホオズキのパリヤ

材料 2人分

じゃがいも	2個
サラダ油	大さじ2
クミンシード	小さじ1
ヒーング	少々
イヌホオズキまたはシロザの葉（使うのは葉だけ）	どんぶり1杯分
ターメリック	小さじ1/3
塩	小さじ1/2
レッドペッパー	ふたつまみ

作り方

1. じゃがいもは1センチ角に切り、さっと洗ってから茹でる。
2. サラダ油を熱してクミンシードを入れて、はじけさせたらヒーングを加え、イヌホオズキの葉も加えて炒める。
3. しんなりしたらターメリックを加え、さらに2～3分炒める。
4. ①の茹でたじゃがいもを入れ、塩とレッドペッパーで味付けする。

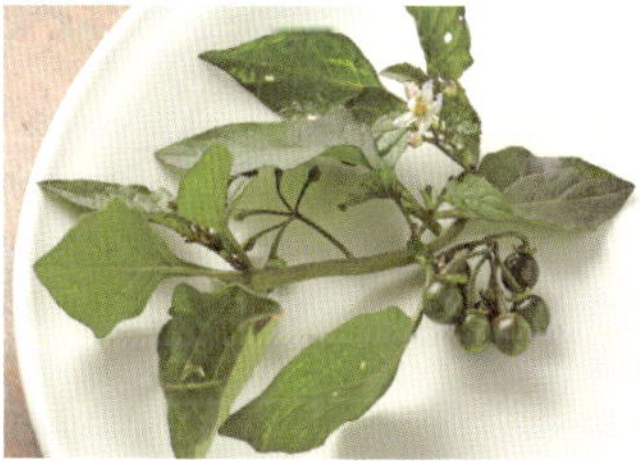

ビーツメラクピラティー

生理中の女性のためにも

材料 4人分

ビーツ……1個
（握りこぶしよりやや大きめのサイズ）
玉ねぎ……1/2個
塩……小さじ1/3
ターメリック……小さじ1/3
水……50cc
サラダ油……大さじ1
カレーリーフ……15枚
ブラックペッパー……小さじ2/3

作り方

1. ビーツは皮をむいて細い拍子切りにする。（長さは3センチ程度）
2. 玉ねぎはごく薄いくし切りにして、半分の長さに切る。
3. 切ったビーツを鍋に入れ、塩、ターメリック、水を入れて軽く混ぜ、きっちり蓋をして柔らかくなるまで蒸し煮にする。
4. 別のフライパンにサラダ油をひいてカレーリーフを入れ、玉ねぎを加えて炒める。
5. すぐにターメリックをひとつまみ（分量外）加える。
6. よく炒めて軽く色がついてきたら、③のビーツを水分ごと加えてよく混ぜる。
7. ブラックペッパーを加える。

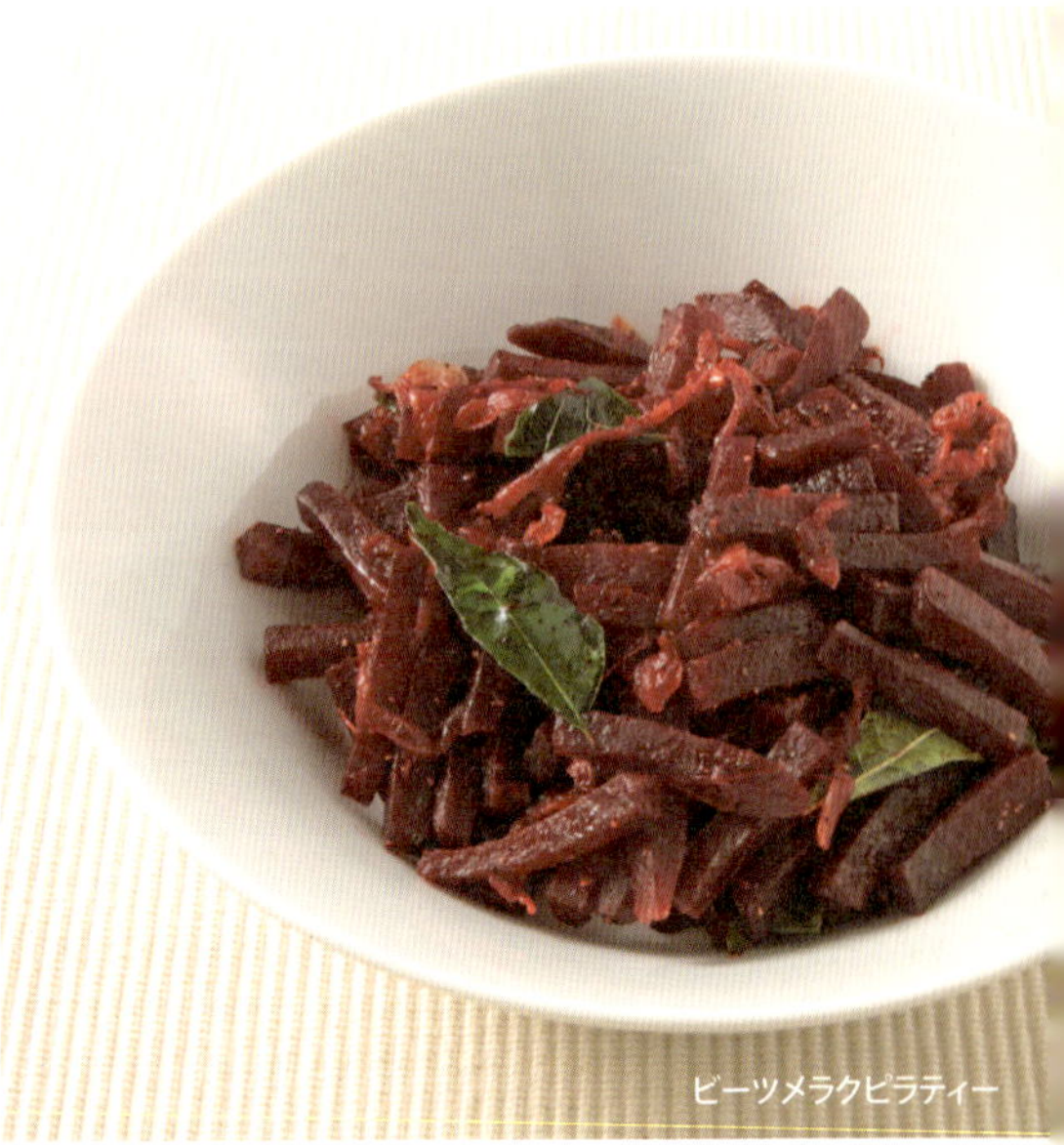

ビーツメラクピラティー

「メラクピラティー」と呼ばれるこの料理にはさまざまな作り方がありますが、これは誰にでも食べやすいシンプルなバージョンで、ココナッツも入りません。貧血に効果があることから「食べる輸血」とも言われるビーツは、女性の頼もしい味方。だけど日本ではあまり馴染みがありません。どうやって食べればいいかわからない方は、どうぞこのシンプルレシピを活用してください。素材の滋養が広がるような味わいで、ビーツの持つ自然な甘みをスパイスがまとめてくれます。キャベツやいんげんでも同じように作れます。

ほうれん草のクートゥー

豆と野菜のポッテリした煮物

本来は青唐辛子を入れて辛く作ります。ここでは優しい味に。ほうれん草のほかには千切りのキャベツ、小さく切ったかぼちゃ、ズッキーニなどもおいしいです。とろみがあるので、冷めたと思っても中央部分が生ぬるいままで腐敗しやすい温度になっていることがあります。かならず食べきって、常温での保存はしないでください。ライスだけでなくトーストにのせてもおいしく食べられます。

材料 4人分

ムーング豆（緑豆皮なし）	カップ1/2
ココナッツミルク	80cc
ココナッツファイン	大さじ1
ほうれん草	1/2束
水	大さじ2
ターメリック	ふたつまみ
カレーリーフ	10枚
クミンパウダー	小さじ1/4
塩	適量

作り方

1. ムーング豆を、豆の3倍量の水（分量外）に30分浸け、そのままの水で柔らかく茹でて水を切っておく。
2. ココナッツミルクとココナッツファインは混ぜ合わせておく。
3. ほうれん草は3センチ程度に刻んでおく。
4. 無水鍋などにほうれん草、水、ターメリック、カレーリーフを入れて火にかけ、スチームがこもったらしっかり蓋をして、弱火でほうれん草がクタクタになるまで蒸し煮にする。
5. ①の茹でた豆と②のココナッツを合わせたものを加える。
6. クミンパウダーを振り入れ、塩で薄く味をつける。

＊ほうれん草のアクはとりません。ターメリックの働きでぬけてしまいます。

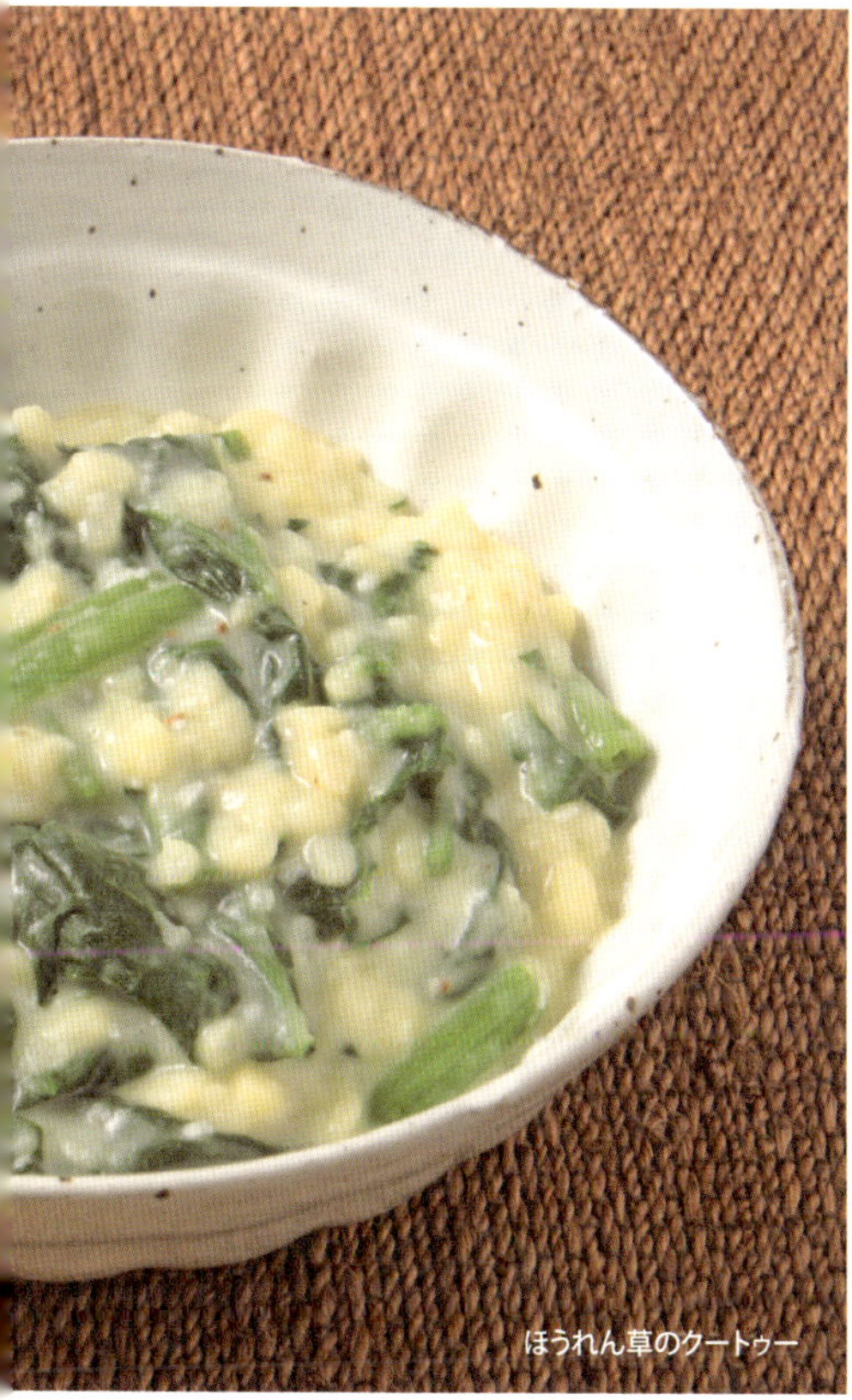

ほうれん草のクートゥー

芽もやしのクスンブリ

手作りもやしが入る爽やかミックスサラダ

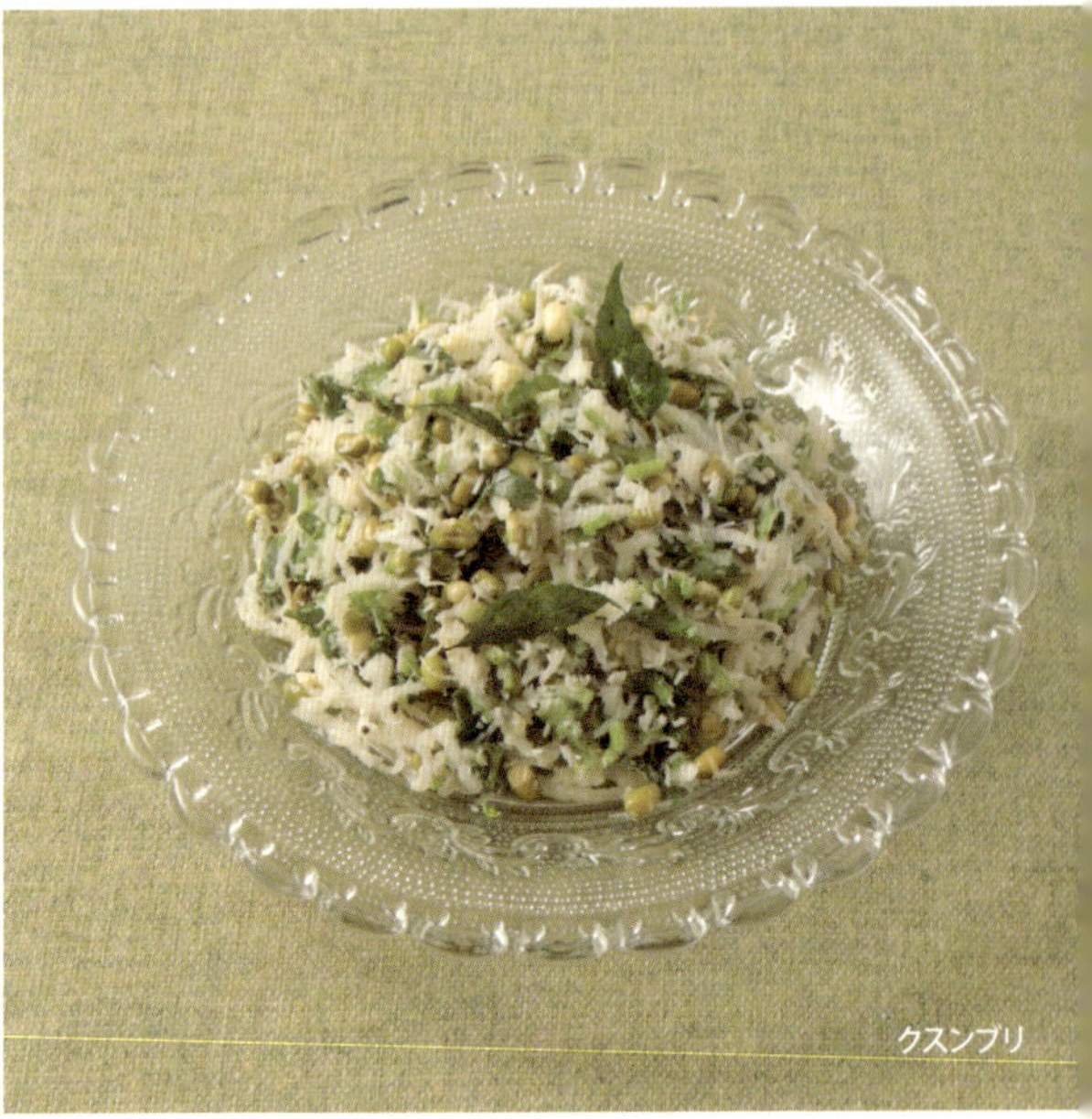
クスンブリ

北インドで「カチュンバ」と呼ばれるミックスサラダのカルナータカ州スタイル。正餐のときはかならず作り、カレーに添えられたり、そのままサラダのように食べたりします。ココナッツはお好みで入れなくてもOK。きゅうりや人参も使われます。芽もやしの代わりに、水に数時間浸けた、ひき割りのムーング豆（緑豆皮なし）を入れることも（茹でたほうが消化によい）。このタイプのサラダはカレーに添えるというよりは混ぜながら食べてもおいしいものです。

材料 4人分

- 芽もやし……カップ1/2（できあがったもの）
  - ●芽もやしの作り方：次頁参照
- 生姜……1/3かけ
- 大根……カップ1（短く千切りにしたもの）
- ココナッツファイン……カップ1/3
- 塩……適量
- レッドペッパー……少々
- タルカ用材料
  - ギー（またはサラダ油）……小さじ2
  - マスタードシード……小さじ1/2
  - カレーリーフ……10枚
- レモン汁……適量
- 香菜……適量

作り方

1. 芽もやしは、さっと洗ってザルに入れ、水気を切っておく。
2. 生姜はみじん切り、大根はかるく水分を絞る。
3. ボウルに①の芽もやしと、②の生姜と大根、ココナッツファインを混ぜて、塩とレッドペッパーで味付けする。
4. タルカをする（129頁参照）→小さな鍋などにギーを熱してマスタードシードをはじけさせ、カレーリーフを入れてパリッとしたら、芽もやしの入ったボウルにまわしかけて混ぜる。
5. レモン汁を加え、刻んだ香菜を混ぜる。

芽もやし（1カップ分）の作り方

材料

ムーング豆（緑豆）……………カップ2/3

作り方

1. ムーング豆はサッと洗って一晩たっぷりの水（分量外）に浸ける。
2. 豆をザルにあげて、リードペーパーやガーゼなど通気性のよい布（通常のキッチンペーパーは湿ると通気をしないので豆が腐りやすくなります）にくるみ、湿度と通気を保った状態で室温に置く。雑菌を防ぐため、豆には直接手を触れないように注意。
3. 乾燥しないよう、1日2回程度水をかける。1〜1.5センチ程度に芽が伸びたら食べごろ。夏なら2〜3日、冬なら4〜5日が目安。使わない分はラップをして冷蔵庫で保存し、保存後2日以内に食べきる。

＊芽もやしはこのほか、フェヌグリークシード、ラールチャナ豆（赤ひよこ豆）でもできます。

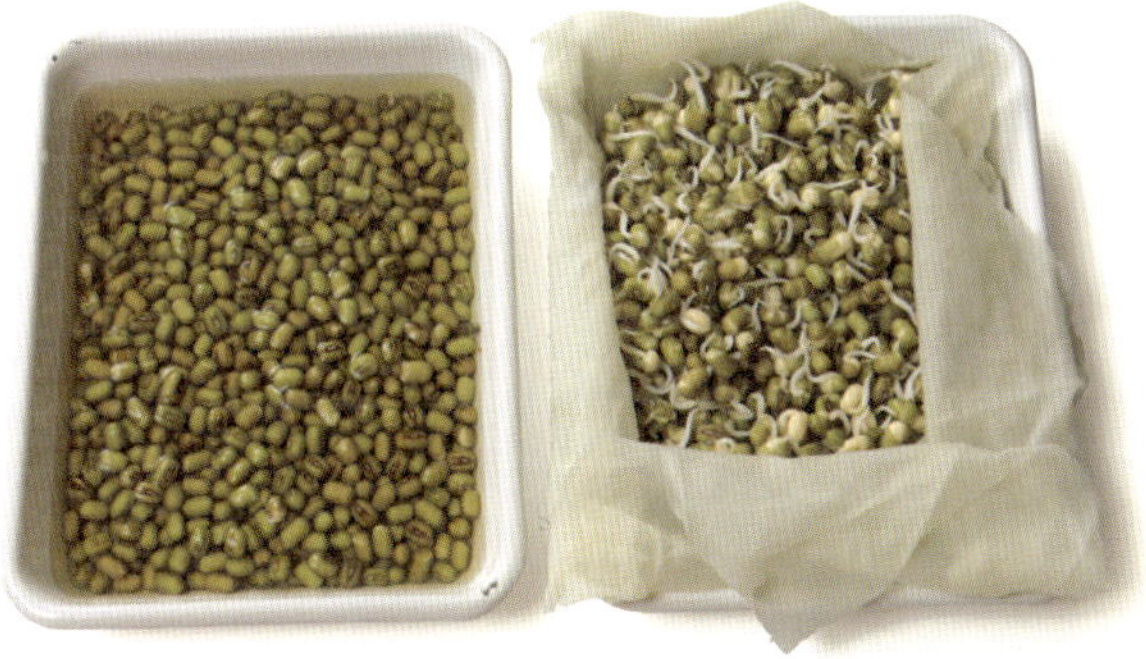

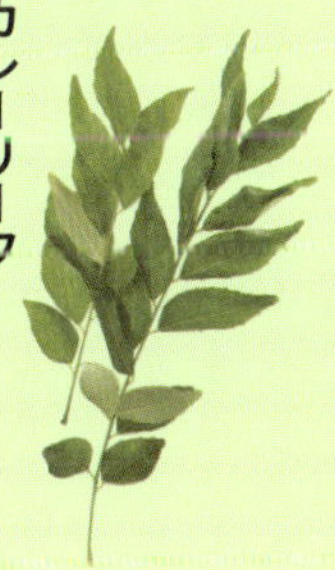

▼カレーリーフ

南インド料理に使われる香りのよいハーブ。具材と一緒に煮たり、油で炒めてパリッとさせて具材と混ぜたりと、ほとんどの南インド料理に使われます。日本でも数は少ないですが生ハーブを販売しているところがあります（174頁）。

生の葉はまとめて買って冷凍することもできます。その場合は凍ったまま使ってください。

乾物のドライリーフは、エスニック食材店で購入可能。手に入らないときは省略してください。苗を手に入れて一鉢育てておくと便利です。

大根で作るムーリーキリ

大根のやさしい甘さを再認識

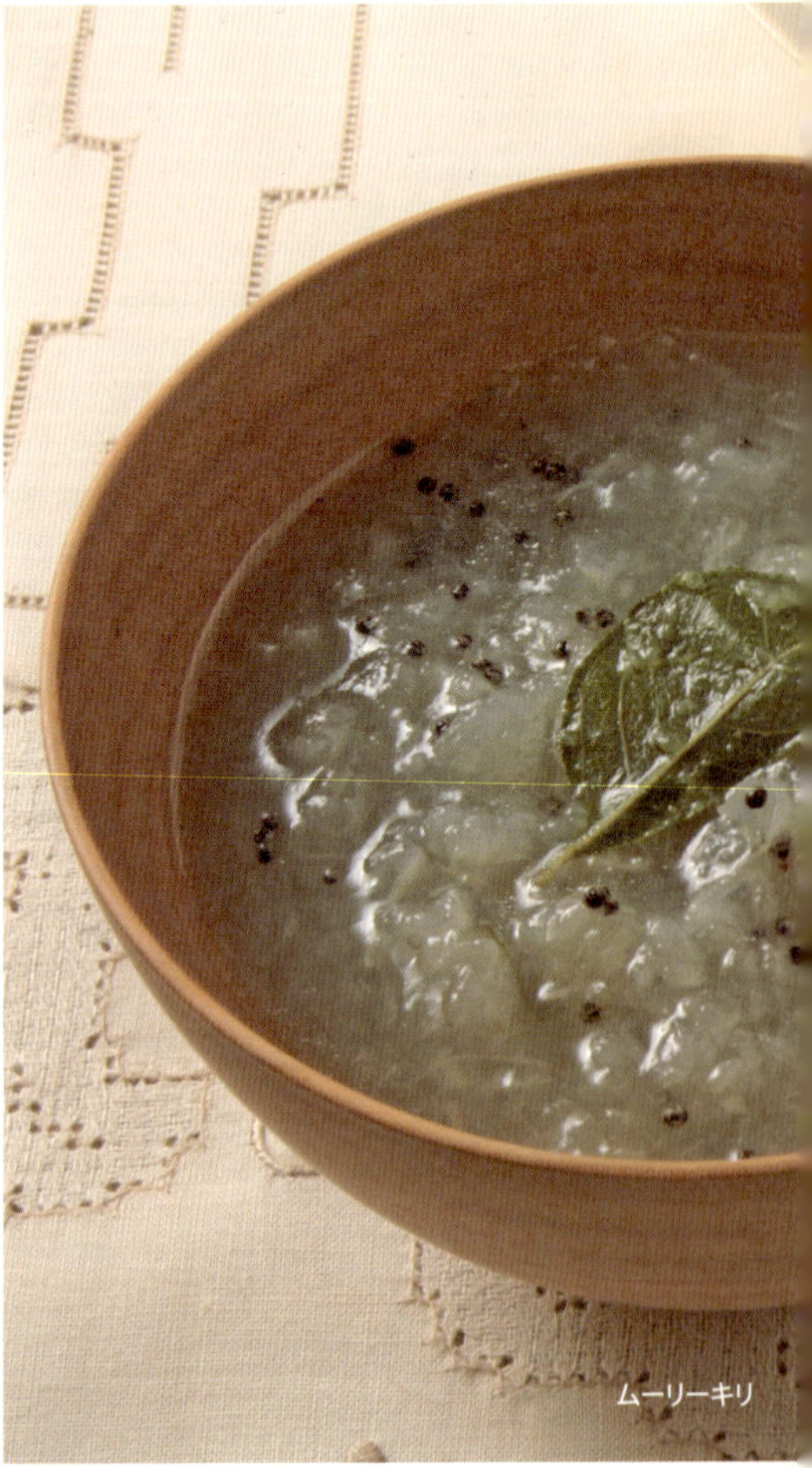

ムーリーキリ

南インドでお腹をこわしたときにお母さんが作ってくれる養生食です。たいへん消化がよく、やさしい味です。これは、すじが多くて辛いインドの大根よりも日本の大根のほうが向いている料理なので、寒くなって大根がみずみずしく甘くなってきたら普段の食事にどんどんとりいれてください。ご飯だけでなくキチュリーやチウラにもよくあいます。圧力鍋があると簡単に火が通ります。

材料 4人分

大根	400g
ヒーング	ひとつまみ
岩塩	小さじ2/3
カレーリーフ	12枚
水	150cc
タルカ用材料	
サラダ油	小さじ2
マスタードシード	小さじ1/2

作り方

1. 大根は1センチ角程度に小さく切る。
2. 圧力鍋に大根、ヒーング、岩塩、カレーリーフ、水を入れ、蓋をして火にかける。
3. 5～6分圧をかけ、蓋を開けたらマッシャーでつぶす。
4. タルカをする（129頁参照）→小さなフライパンなどにサラダ油を熱してマスタードシードをはじけさせ、油ごと鍋の中に加えて混ぜる。

冬瓜オーレン

さわやかなココナッツ風味は夏のお楽しみ

冬瓜は日本では夏野菜。丸ごとの、包丁が入らない状態なら冷暗所で冬まで日持ちするといわれています。このレシピは瓜類ならなんでも合います（とくにズッキーニ、かぼちゃ）。冬瓜は皮をむいたら火が通りやすいように細かく切って短時間で調理するほうがよく、シンプルでとても簡単なレシピです。

材料 4人分

冬瓜……300g
上新粉……大さじ1
水……250cc
ココナッツミルク……120cc
塩……小さじ1
ブラウンシュガー……ひとつまみ
タルカの材料
- ココナッツオイル（なければサラダ油）……大さじ1と1/2
- マスタードシード……小さじ2/3
- ヒーング……ひとつまみ
- カレーリーフ……15枚

作り方

1. 冬瓜は1センチ角に切る。
2. 上新粉をまぶす（上新粉を使わず91頁で紹介した「湯取り法」で炊いたライスの茹で汁を③で水のかわりに使うのがベスト）。
3. 水と②を圧力鍋にいれて火にかけ、5分間圧をかける。
4. 柔らかくなった冬瓜にココナッツミルク、塩、ブラウンシュガーを加える。
5. タルカをする（129頁参照）→小さな鍋にココナッツオイルを熱してマスタードシードをはじけさせ、ヒーングを入れて、カレーリーフを軽く炒めて、すぐに冬瓜の鍋にまわしかける。

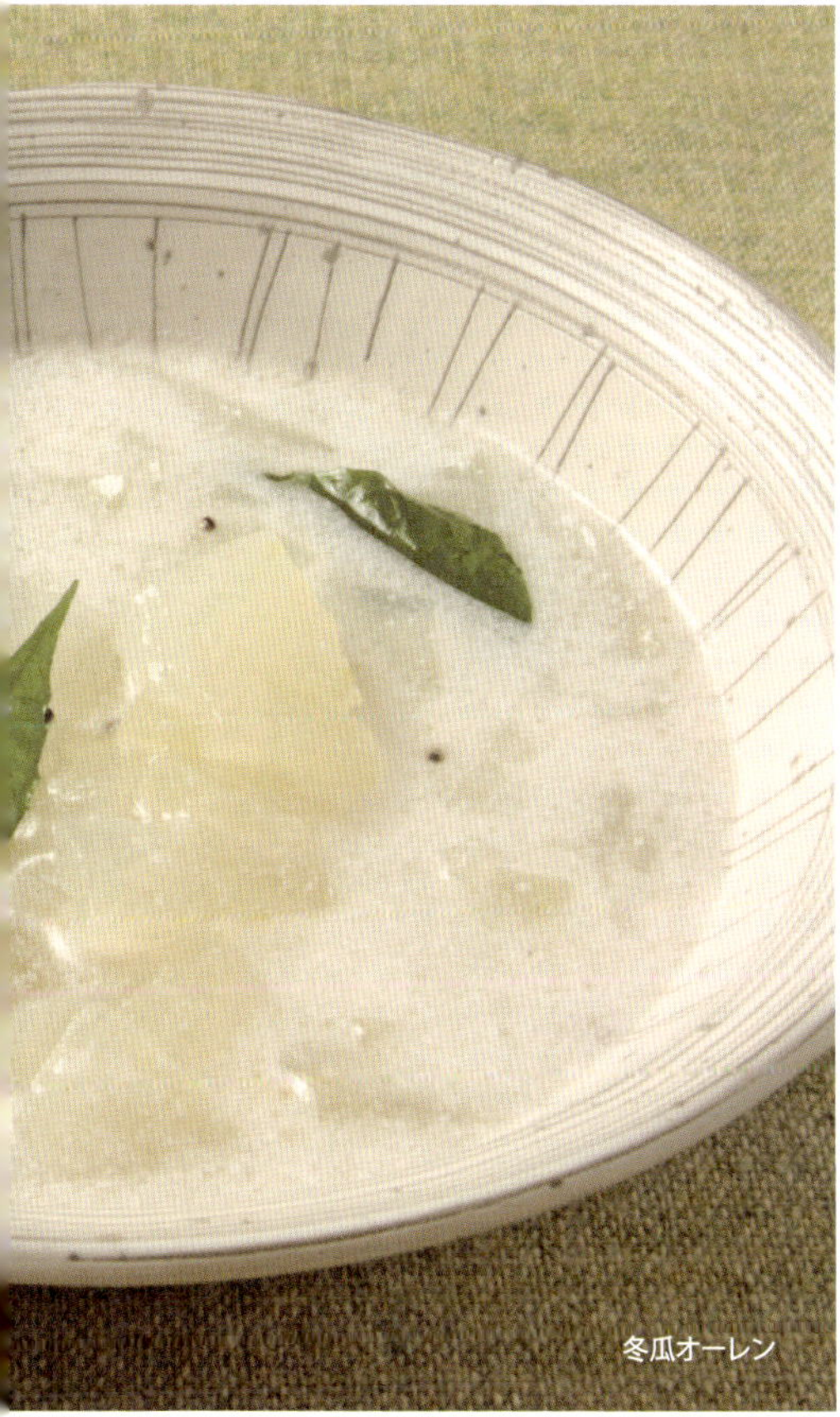

冬瓜オーレン

ムーング豆のダール

飽きのこない優しいおふくろの味

インドでのいちばんの日常食といえる「ダール」は、インド全土で日本のみそ汁のように毎日食べられているカレーです。それを、もっとも消化によいムーング豆を使ってシンプルなスタイルで作りました。豆をたっぷり使うメニューにはガスのケアのためにかならずヒーングを使うこと。生姜もセットで入れましょう。寒い日には生姜と同量のにんにくをみじん切りにして入れたり、コクをだしたいときは玉ねぎのみじん切り少々を一緒にタルカする、豆をマスール（レンズ豆）に変える、などのバリエーションも覚えてください。消化力があり、体力をつけたいときはチャナ豆などを使うのもいいでしょう。盛りつけてから溶かしたギーをかけて食べるのがインド流。

材料 4人分

ムーング豆（緑豆皮なし）	カップ1
水	カップ4
ターメリック	小さじ2/3
タルカ用材料	
サラダ油	大さじ1
ヒーング	ひとつまみ
クミンシード	小さじ2/3
生姜	ひとかけ（みじん切り）
塩	小さじ1
レッドペッパー	ふたつまみ
香菜（好みで）	適量（みじん切り）
溶かしたギー	適量

作り方

1. ムーング豆はサッと洗って鍋に入れ、分量の水につけて20分置く。（浸水後すぐに火にかけるときは焦げやすいので、はじめのうちはよく混ぜるようにする）
2. ターメリックとサラダ油ひとたらし（分量外）を入れて火にかける。
3. 弱火で柔らかくなるまで煮る。
4. タルカをする（129頁参照）→小さなフライパンなどにサラダ油を熱してヒーング、クミンシードを入れ、クミンがはじけたら生姜のみじん切りを加えて炒める。生姜に火が通ったら油ごと豆の鍋に入れる。
5. 塩味をつけ、レッドペッパーを小さじ1の水（分量外）で溶いて入れる。
6. 好みでみじん切りにした香菜を散らす。
7. 食べるときに溶かしたギー（写真奥）をかける。

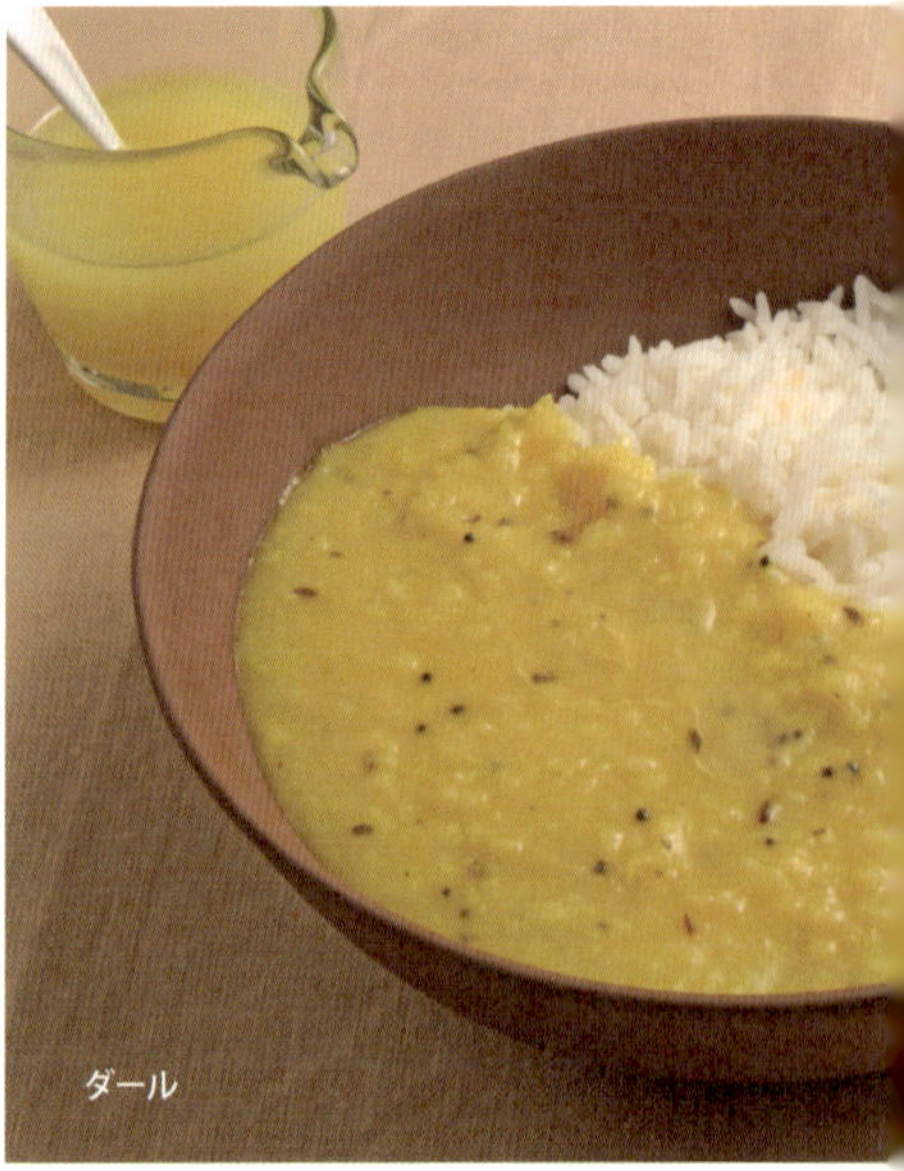
ダール

カブカレー カシミール風

これもカレー？ ヒマラヤの麓の優しい味

カブは冬に甘みを増して柔らかくなる野菜です。それをトロトロに煮て、さらにつぶし、ごく少量の、体を少し温める程度の唐辛子を使っておいしくまとめます。比較的消化力の高い冬なら、少量のヨーグルトをカレーに混ぜて食べるという新しい食べ方にもトライしてみてください。カパが上がってはいけない人はヨーグルトを水でサラサラに薄めてからかけましょう。ぜひジューシーで甘いこの季節のカブを堪能してください！ 白いライスに合わせる料理です。チャートマサラが手に入らないときは、ゆかりの粉を使うのも和風でおいしいです。

材料 4人分

カブ	4個（小さなカブのときは6個）
サラダ油	大さじ1
ヒーング	ひとつまみ
岩塩	小さじ1/2
鷹の爪（種を取って）みじん切り	ひとつまみ
チャートマサラ	小さじ1/2
プレーンヨーグルト	適量

作り方 4人分

1. カブは皮をむいて横目に薄くスライスする。
2. 厚く重い鍋を選んで火にかけ、サラダ油をひく。
3. ヒーングを入れ、カブを炒める。
4. 2分ほど炒めたら、岩塩と鷹の爪のみじん切りを入れる。
5. 蓋をしてごく弱火にし、カブの水分だけで煮る。
6. 約20分火にかけてカブが煮崩れてきたらマッシャーでつぶす。
7. チャートマサラで味を調える。
8. 好みで少量のプレーンヨーグルトをかけて、ご飯に混ぜて食べる。

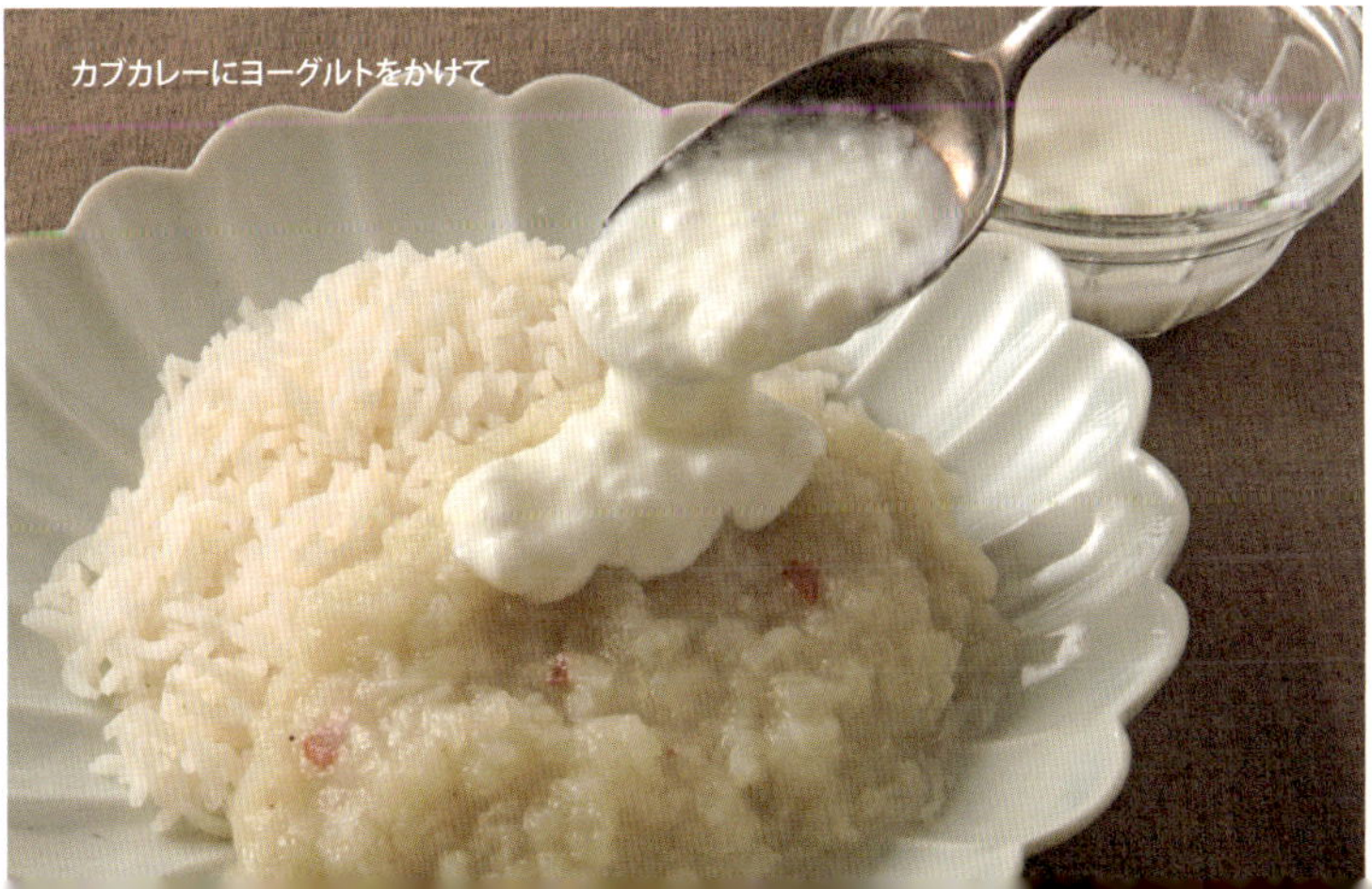
カブカレーにヨーグルトをかけて

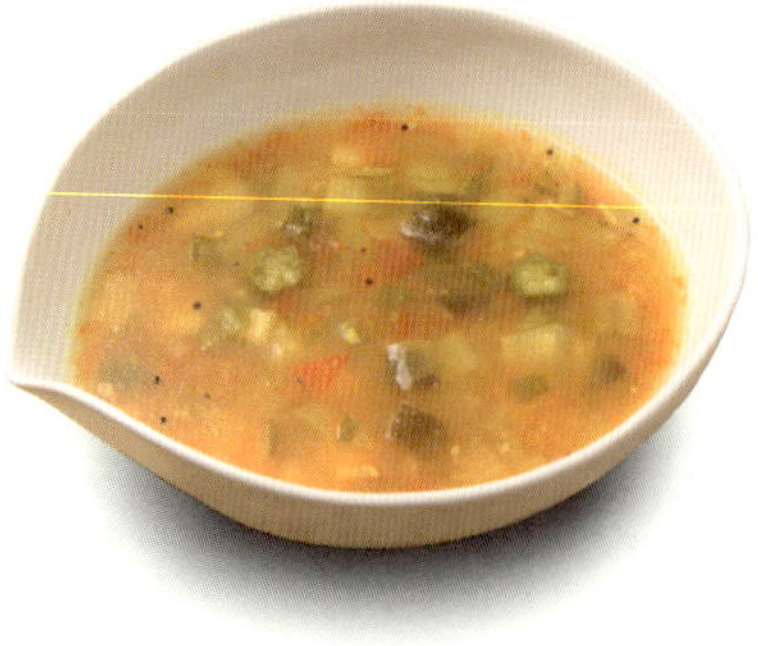

梅干しを使うジャパニーズアミラー

ねり梅の酸味で食欲をだす日本人好みの味

保存食である梅干しは、日本人には食べ慣れた、生活の知恵あふれる食材です。慣れ親しんだサートミヤ（153頁参照）と考え、この本では状況に応じて適量使用します。「アミラー」はオリッサ州の郷土料理で、ライスのペーストと煮崩れた里芋、オクラなどの粘りでとろみをだす、少し酸っぱいスープ状のカレー。白いライスによく合い、お茶漬けのような食べ方が私はお気に入り。ここではライスペーストの代わりに和菓子用の上新粉を使用して簡単に。梅干しはタマリンドの代わりです。

材料　4人分

切った野菜（大根・茄子・オクラ・里芋・玉ねぎ・トマト）	どんぶり1杯ほど
上新粉	大さじ1
にんにく	2かけ
水	1リットル
ターメリック	小さじ1
塩	小さじ1と1/2
ねり梅	大さじ1
レッドペッパー	小さじ1/4
タルカの材料	
サラダ油	小さじ2
マスタードシード	小さじ1/2
ヒーング	ふたつまみ
ブラウンシュガー（なければ砂糖でも可）	小さじ1

作り方

1. 大根などの野菜は1センチ角程度の小さな一口サイズに切り、全部合わせてどんぶり1杯分用意する。
2. ①の野菜に上新粉をまぶす。
3. にんにくは細かくみじん切りにする。
4. 圧力鍋に②の上新粉をまぶした野菜を入れ、水を加える。
5. ターメリック、にんにく、塩を加えて火にかけ、圧を5分かける、またはトロトロに柔らかくなるまで煮る。
6. ねり梅を混ぜる。
7. レッドペッパーを小さじ1の水（分量外）で溶いてから入れる。
8. タルカをする（129頁参照）→小鍋などにサラダ油を熱してマスタードシードとヒーングを入れ、はじけたら野菜を煮ている鍋に油ごと入れる。
9. ブラウンシュガーを加える。
10. 5分ほど煮て、さらにとろみをだす。

なぜ、スープがいいのか。それは、消化に負担をかけないからです。アーユルヴェーダ的な食事は「まず、消化ありき」。体の隅々に滋養をすみやかに負担なく運んでゆくには、スープは最高の調理スタイルなのです。

体が弱っているときに胃の仕事を増やしてしまっては体は休まりません。さらにアーマ（54〜55頁参照）を生んでしまうことにもなりがち。スープやポタージュなど、消化によい食事で早い回復をはかりましょう。

また、普段の食事でも消化に重いものばかり次々と胃に運ぶのは避けて、スープで胃にも一息つかせてあげる……。自分の体に対してそのような心配りをすることから、体をみつめる第一歩がはじまります。休みなく働き続けている胃を優しくいたわってあげてください。

これからご紹介するスープは、体力をつけたいときは肉も一緒に入れてください。肉の選び方は66頁や158頁を参考に。

トマトスープ

とにかく人気の万人向けな味

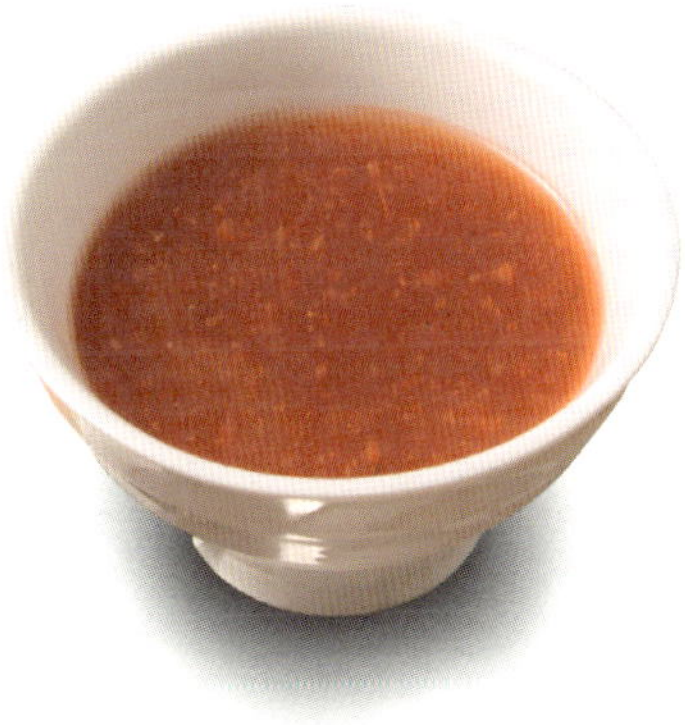

材料 4人分

完熟トマト	カップ2（小さくカット）
セロリ	カップ1/4（粗みじん切り）
人参	カップ1/4（粗みじん切り）
香菜の茎	大さじ2（みじん切り）
にんにく	ひとかけ（細かいみじん切り）
生姜	ひとかけ（細かいみじん切り）
水	カップ6
塩	適量
ブラックペッパー	小さじ1/2

作り方

1. トマト、セロリ、人参、香菜の茎、にんにく、生姜に水を加えて柔らかくなるまで煮る。
2. 粗熱をとってミキサーでピューレにする。
3. 塩とブラックペッパーで味付けする。
4. ふたたび温めて器に注ぐ。

南インドのアーユルヴェーダ治療施設へ料理の勉強に行ったとき、腹八分目で食べ終えなくてはいけないのに、その場にいた日本人全員が我慢できずにおかわりをしてしまったスープです。熟れて元気のいい、おいしいトマトを使えば期待を裏切りません。煮詰めすぎないことだけ気をつければ濃度はお好みで調整して大丈夫です。

レモン味の豆カレー
ムーングダルラッサム

スープにもカレーにもなる優れた一品

これはアーユルヴェーダ・ドクターの家庭に伝わる味。熱いものをライスにかけて湿らせ、そこにほかのおかずを混ぜて食べるもよし、食前に温かいものをスープとして飲むもよし、お茶漬けのようにしてもかまいません。ほどよい酸味で別名レモンラッサムとも言われ、ホッとする上品な味は日本人向きだと思います。無農薬でノーワックスのレモンが手に入ったら、果汁を搾った後の皮も一緒に煮ると風味がさらによくなります。皮は食べるときにとりだします。

材料　4人分

Ⓐムーング豆（緑豆皮なし）	カップ1/4
水	カップ2
Ⓑ生姜みじん切り	1かけ
ターメリック	小さじ1/3
水	カップ1/2
レモン汁	半個分
水	150cc
タルカの材料	
ギー	小さじ2
マスタードシード	小さじ1/3
クミンシード	小さじ1/3
ヒーング	少々
カレーリーフ	10枚
塩	小さじ1/2
ブラックペッパー	小さじ1/3
挽きたてのクミンパウダー	小さじ1/2
（クミンシードをカラ炒りしてカリッとしたらすり鉢でする）	
香菜	適量

作り方

1. ムーング豆はサッと洗ってからⒶの水で10分吸水させ、そのまま柔らかくなるまで茹でる。
2. 別の鍋にⒷの材料を一緒に入れ、5分ほど煮る。
3. ①と②を合わせ［写真①］水150ccを足し、サラサラなスープ状にして5分ほど煮る。
4. タルカをする（129頁参照）→小鍋などにギーを熱してマスタードシードを入れ、はじけてきたらクミンシード、ヒーング、カレーリーフを加え、クミンシードが軽く色づいてカレーリーフがパリッとしたら、③の豆の入った鍋に油ごとジュッとかけまわす［写真②］。
5. 塩味を調えて（お吸い物程度の塩味）ブラックペッパーと挽きたてクミンパウダーを振る。
6. きざんだ香菜をトッピングする。

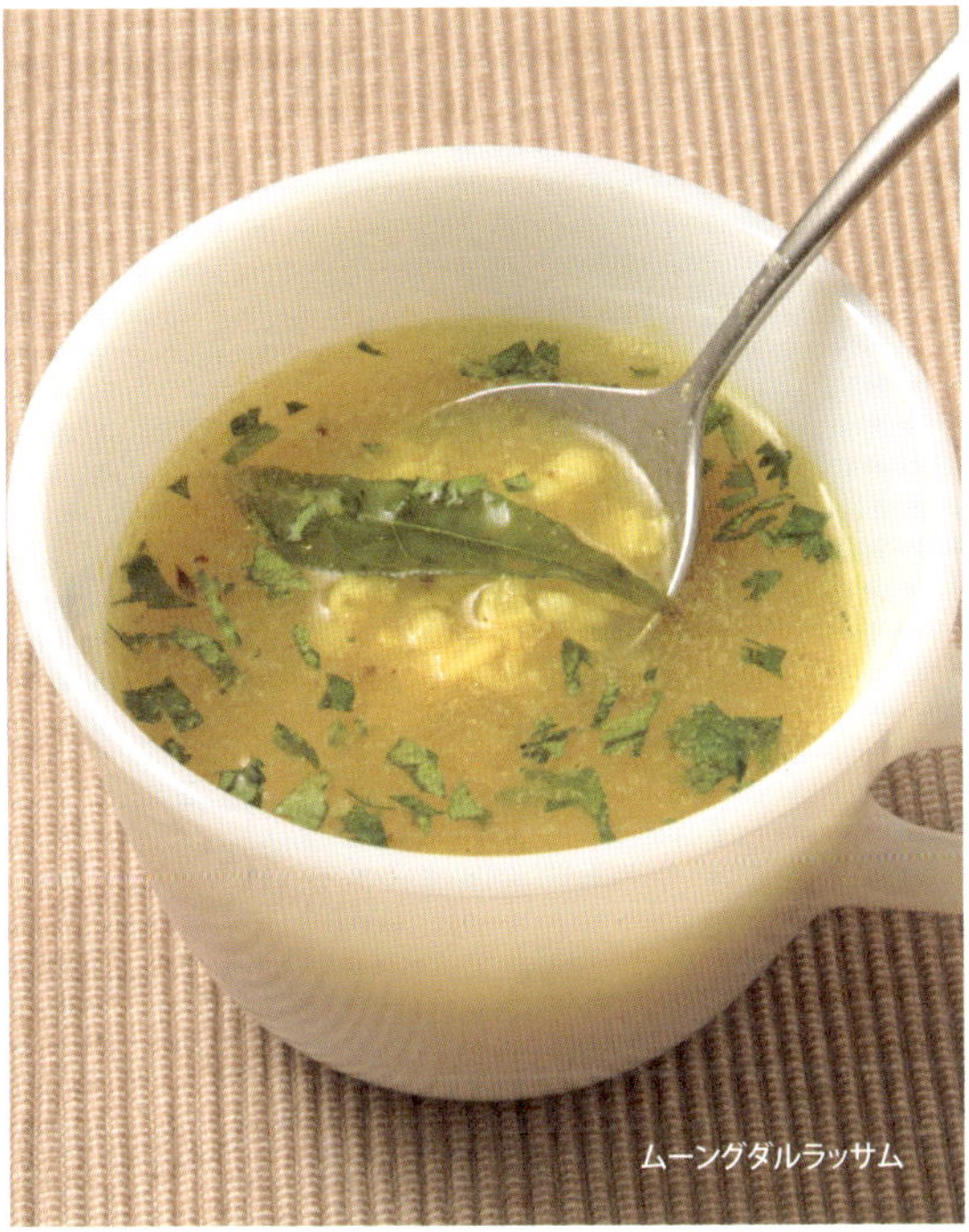

ムーングダルラッサム

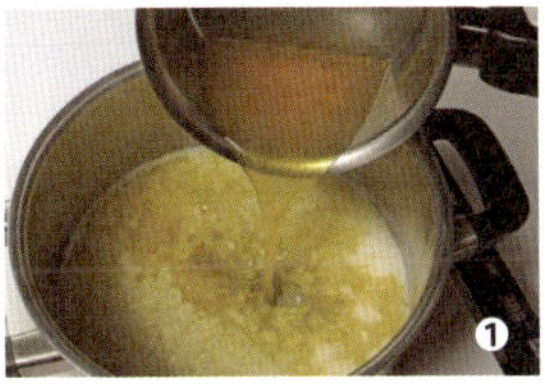

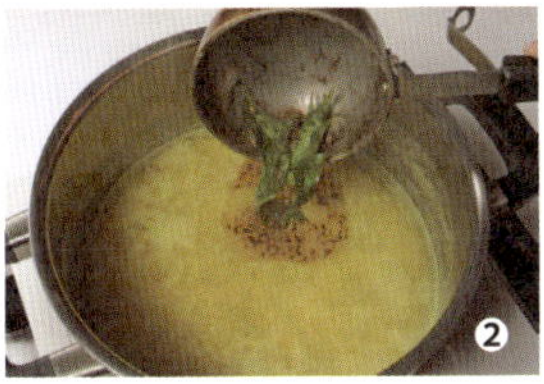

▼食後のフェンネルの話

インド料理店のレジの横に置いてある小粒なスパイスをご存知でしょうか？　これはフェンネル（ウイキョウ）で、漢方の胃薬などにも使われている消化力を上げるスパイスです。アグニの火（55〜56頁参照）を強くするけれどピッタは上げないというフェンネルの性質から食後のスパイスとされています。

これは全インドにみられる習慣で、レストランでは食事のあと、会計のおつりと一緒にテーブルに運ばれてきます。氷砂糖の小粒のものと一緒に混ぜてあることが多く、これには意味があります。甘味が加わったほうが食べやすいということのほかに、ぜひ紹介したいのが、食後に甘味をとることにより満足感が得られ、そのためやさしい気持ちが生まれ、ひいてはそれが消化にもよいのだ、という素敵な考え方。アーユルヴェーダらしいですね。日本でもぜひとりいれましょう。

日本でもよくみかける香りや色のついたものより、フェンネルシードを炒ってから氷砂糖（日本では白ザラメ）を混ぜるほうがおすすめです。

ビーツで作るルビースープ

どの体質の人にも万能、毎日飲みたいおすすめスープ

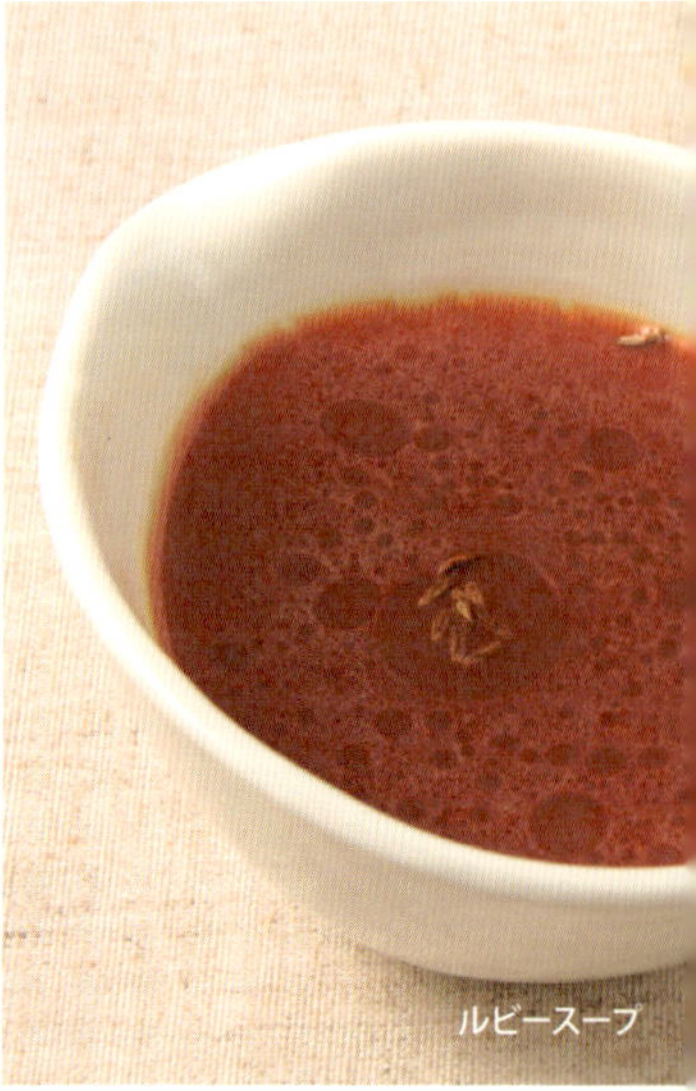
ルビースープ

食事のときにかぎらず、ポットに入れておいていつでも飲みたい滋養のあるスープです。熱いスープ自体に消化力を上げる力があり、アーユルヴェーダでは、ビーツは血液を作るともいわれています。大根、人参は力をつけ、アスパラは婦人科系の病によく、お茶代わりに飲めば過剰な食欲を落ち着かせてもくれます。体に必要な6つの味をすべて揃えたいときには、生のトマトを入れると酸味が加わり、味もアップします。野菜はなるべく薄切りにして、エッセンスを全部だしきりましょう。長く煮詰めるため、はじめは水っぽくても結果的に水分量は減ります。圧力鍋を使用するときは1/3程度、水の量を減らしてもかまいません。野菜は漉さずにスープと一緒に食べてもよいでしょう。

材料 4人分

ビーツ	1個
大根	1/2本
人参	1本
グリーンアスパラ	5本
にんにく	半かけ
生姜	1かけ
*ブラックペッパー	ふたつまみ
*コリアンダーホール	小さじ1
*ターメリック	小さじ1/4
岩塩	小さじ1/3
タルカの材料	
ギー	小さじ2
クミンシード	小さじ1/2

作り方

1. ビーツは1/4に割ってから繊維に対して横に薄切り、大根、人参も薄いイチョウ切り。グリーンアスパラは薄い小口切りにする。にんにく、生姜は薄くスライスする。
2. *印のスパイス、岩塩、①の切った野菜を鍋に入れ、1.5リットルの水(分量外)で40〜50分かけてぐつぐつ煮る(圧力鍋では圧を5分かける)。煮えた野菜をざるで漉す。
3. タルカをする(129頁参照)→小さなフライパンなどにギーを熱してクミンシードを入れ、はじけたら②の鍋に油ごと加える。

※ここにあげた野菜だけでなく、家にあるほかの野菜を一緒にスープに入れるのもよいでしょう。
※冬の時期やヴァータが上がっているときは、骨つき肉(チキン、マトンや豚のスペアリブなど)を1〜2切れ一緒に煮込むのもよいと思います。

キャベツのポタージュ

整腸作用のあるキャベツは反面ガスを生む。そんなときは……

材料　4人分

キャベツ	250g
ギー	大さじ1
ヒーング	ふたつまみ
にんにく	皮つきのまま1かけ
クミンパウダー	小さじ1/2
水	1リットル
岩塩	小さじ1/2
黒こしょう	適量

作り方

1. キャベツはざく切りにする。
2. 鍋にギーを熱し、ヒーングと皮がついたままのにんにく、クミンパウダーを入れ、焦がさないように軽く炒める。
3. キャベツを加え、全体に油がまわったら水を加えてキャベツが柔らかくなるまで煮込み、火を止める。
4. 粗熱がとれたらにんにくの皮をとりのぞき、クリーミーになるまでフードプロセッサーにかける。
5. 鍋に戻し、岩塩、黒こしょうで味を調える。

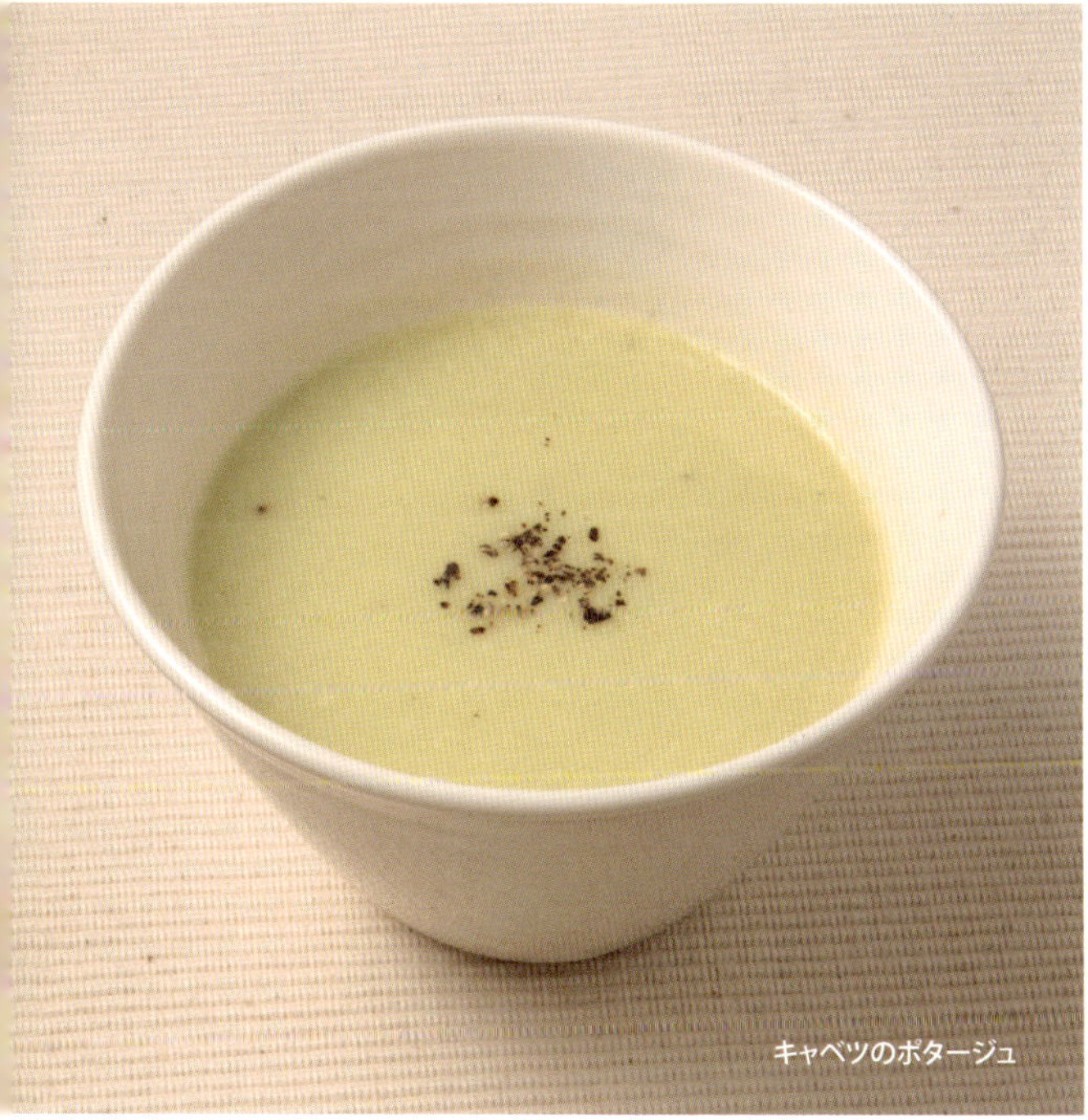

キャベツのポタージュ

消化を助け、アグニ（消化の火、55〜56頁参照）を強めるにんにくを一緒に使いました。キャベツと一緒にヒーングを炒めるのはガスのケアに有効だからです。にんにくを皮ごと炒め、ミキサーにかける前に皮をはずすと、にんにくが空気にふれずに加熱されるためおいしさもひとしお。気になる匂いも弱くなります。ただし量が多すぎるとキャベツの味を消してしまうので気をつけて。

玄米とごぼうのポタージュ

消化に重い玄米を調理法と量で工夫

材料 4人分

玄米	カップ1/3
水	1リットル
ごぼう（細め）	1本（約150g）
玉ねぎ	1/2個
ギー	大さじ1
クミンパウダー	小さじ1
岩塩	少々

作り方

1. 玄米は鍋でカラ炒りしてから、水1リットルで煮始める。
2. ごぼう、玉ねぎは薄くスライスする。
3. 別の鍋にギーを熱し、ごぼう、玉ねぎを入れて甘みがでるくらいまでよく炒める。クミンパウダーを加え、ひとまぜする。
4. ③を①の玄米の鍋に加えて20分ほど煮る。粗熱をとってからクリーミーになるまでしっかりフードプロセッサーにかける。
5. ふたたび鍋に戻し、必要なら分量外の水でとろみを調節し、岩塩で味を調える。

栄養価の高い玄米ですが、消化に重いため調理法などに気をつけなくては、かえって健康を損なうおそれがあります。調理前にカラ炒りをすると、消化によく、経路の閉塞をおこす性質も減ります。クミンが消化を助けてくれますし、さらにスープにすることで、玄米の栄養素を吸収しやすくなります。よくフードプロセッサーにかけてなめらかにしてください。食べてみてまだ重いと感じたら水を足してゆるめてください。

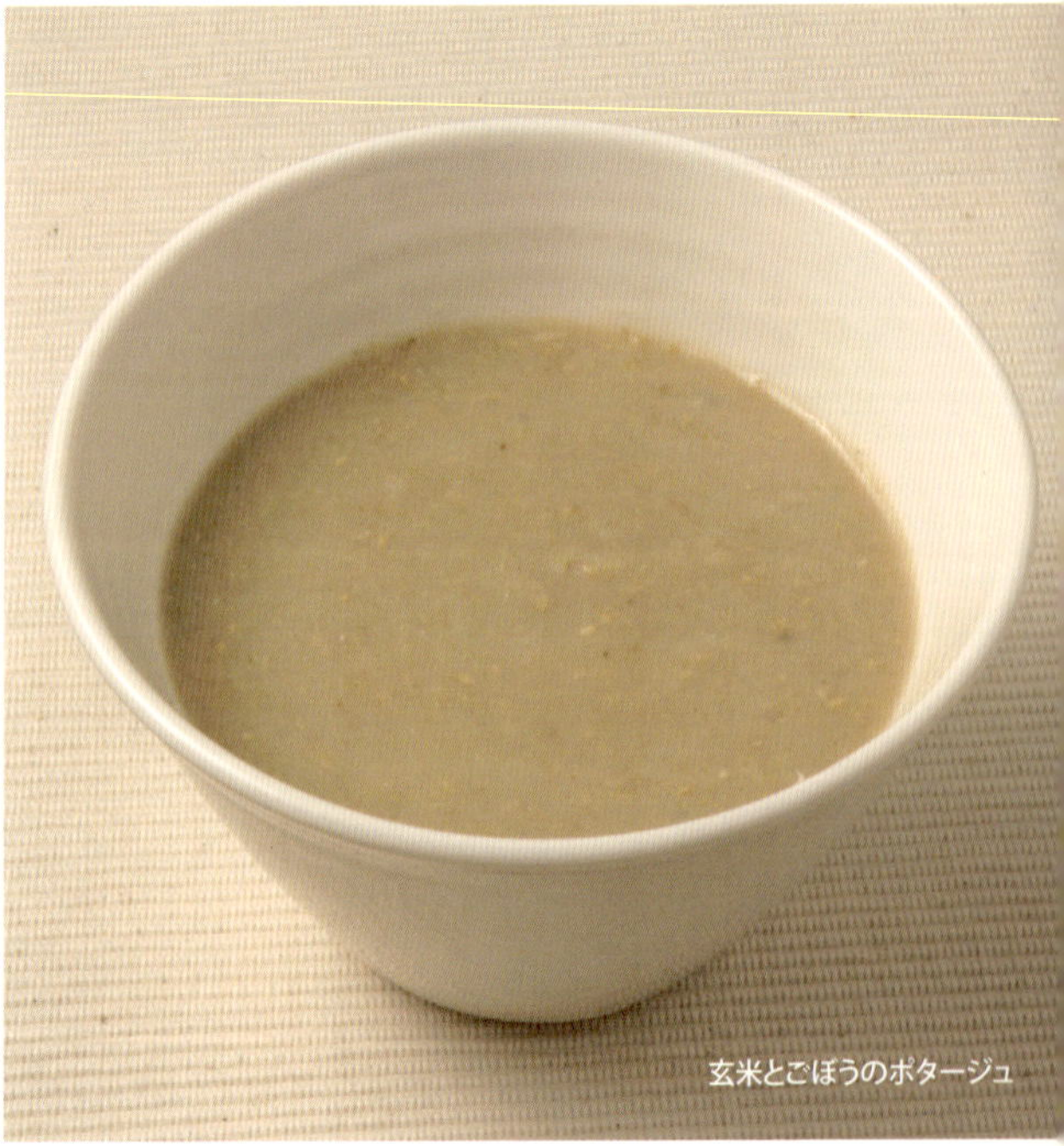

玄米とごぼうのポタージュ

大根と人参のポタージュ

力をつけてくれる野菜をペアにして

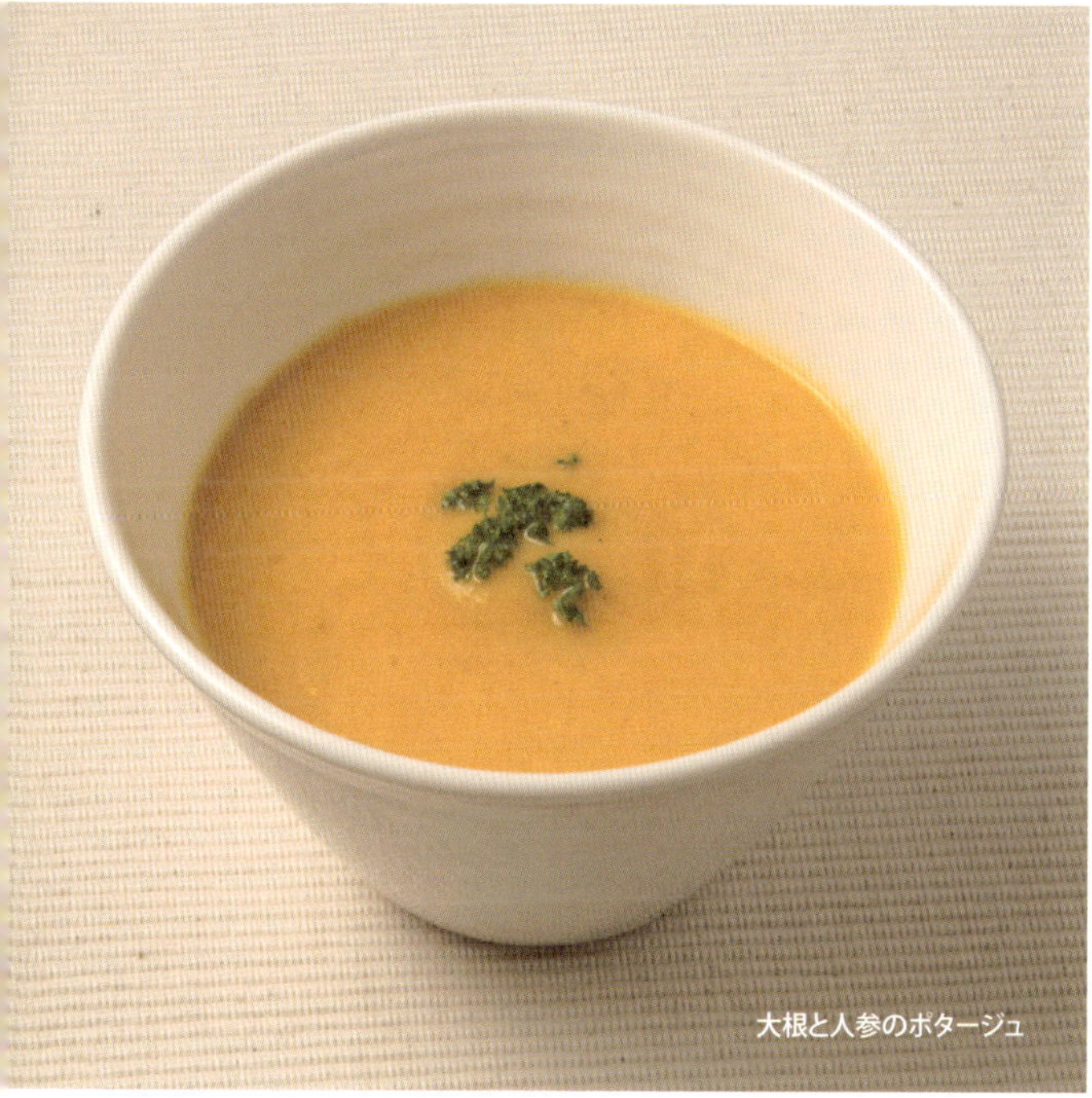

大根と人参のポタージュ

人参は体に熱を生む性質がありますが、ギーとコリアンダーが冷性なのでバランスをとってくれます。人参の芯の部分を使わなければ、さらに熱性が下がります。大根と人参の量が1対2だとちょうどよいおいしさになります。人参の甘味をだすには、味の濃いものを選ぶことと、サラダ油などではなくギーを使うことが大切です。

材料 4人分

人参	1本
大根	5センチほど
ギー	大さじ1
コリアンダーパウダー	小さじ1
クミンパウダー	小さじ1/2
水	500cc
岩塩	小さじ1/2

作り方

1. 人参、大根は皮をむかずに大きめの乱切りにする。
2. 鍋にギーを熱し、①の野菜とコリアンダーパウダー、クミンパウダーを入れ、焦がさないようによく炒める。
3. 水を加え、煮込む。具材が柔らかくなったら粗熱をとり、フードプロセッサーでクリーミーになるまでしっかりまわす。
4. 鍋に戻し、ふたたびとろ火にかけて岩塩で味を調える。
5. 好みでパセリ（分量外）をトッピングする。

コリアンダー好きには たまらないタンブリ

ランチの食前にぜひ。インドならではのアーユルヴェーダメニュー

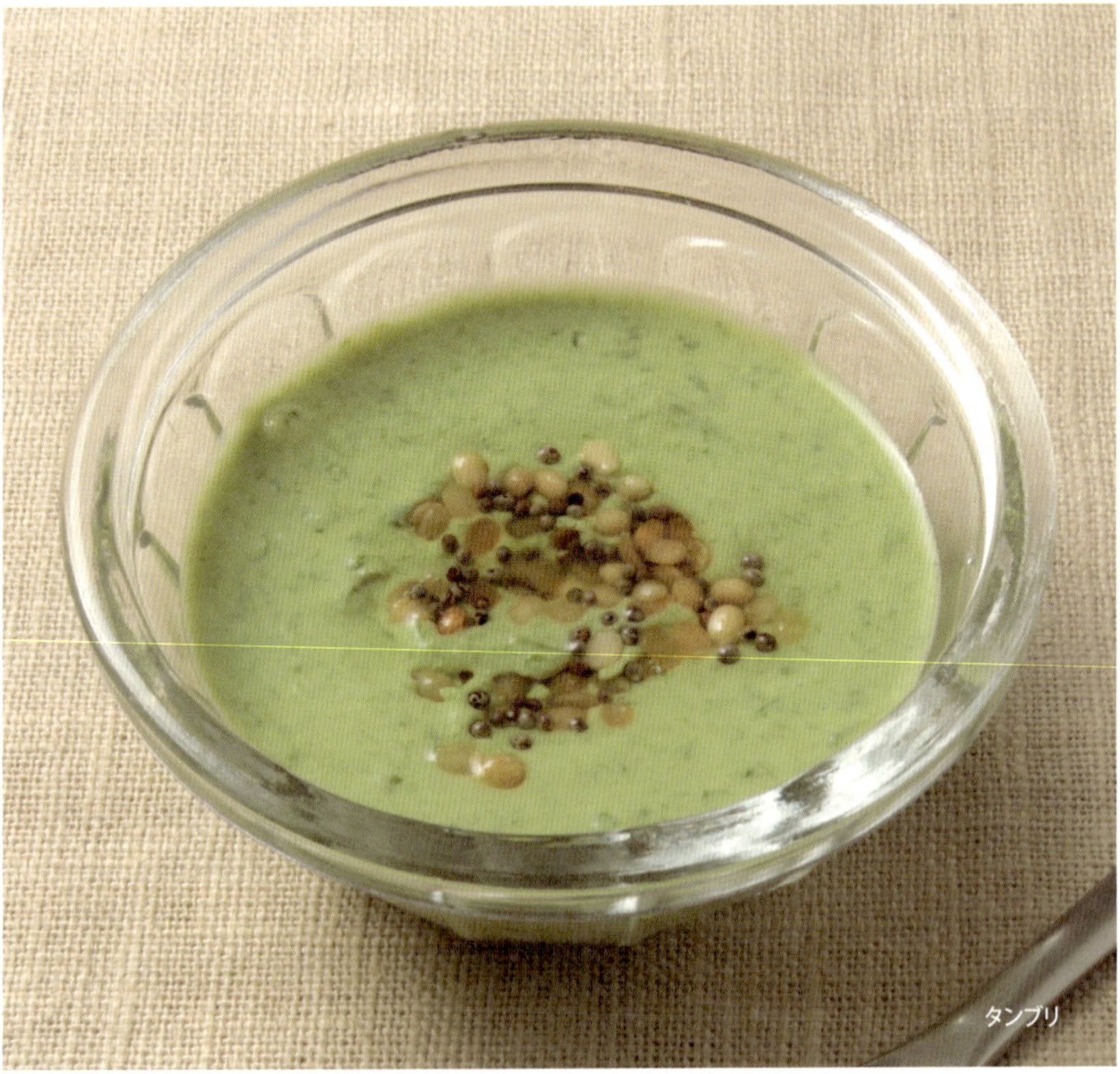

タンブリ

カルナータカ州ウドゥピの伝統食です。朝や夜には食べず、ランチの食前に少量をいただいたり、ライスに混ぜて食べることもあります。とくに盛夏の体調管理によいようです。ここでは香菜を使って作りましたが、イヌホオズキ(86頁)の葉を炒めてから同様にペーストにして作るとさらに消化力があがります。ウラド豆はなければ省略可。

材料 4人分

コリアンダーの葉（硬い茎は細かく刻む）……ざく切りにして茶碗に軽く1杯

プレーンヨーグルト……150cc

塩……少々

タルカ用材料

- サラダ油……小さじ2
- マスタードシード……小さじ1/3
- ウラド豆（皮なしひき割り）……小さじ1

作り方

1. コリアンダーの葉をすり鉢ですり潰してペースト状にする。
2. プレーンヨーグルトに混ぜて軽く塩味をつけ、器に盛る。
3. タルカをする（下段コラム参照）→小さな鍋などにサラダ油を熱してマスタードシードをはじけさせ［写真①］、ウラド豆を硬いまま加える［写真②］。豆が色付いてきたら焦がさないように急いで②のヨーグルトにトッピングする［写真③］。
4. 食べるときによく混ぜる。

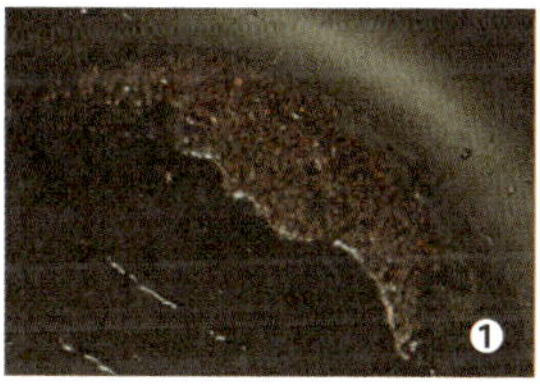

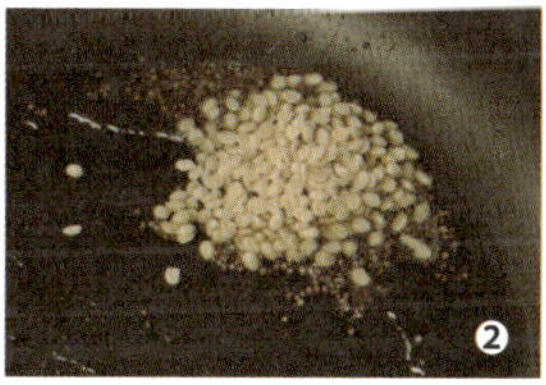

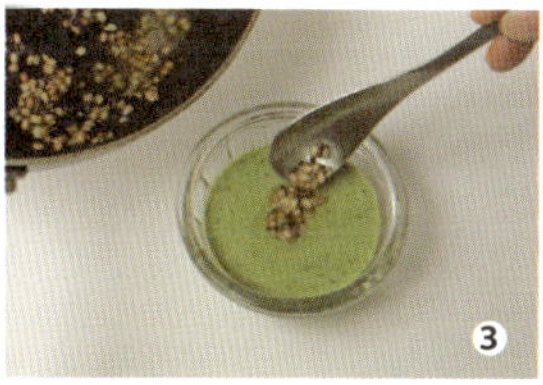

▼タルカの手順とコツ

タルカとは、インド料理によく登場する調理法の名前です。南インドでは「テンパーリング」または「シーズニング」ともいいます。スパイス、にんにく、生姜、ドライなまの豆などを油で炒め、香りや成分を油に移して、調理の仕上げに上からまわしかけます。立ちのぼる香りやカリッとした食感が料理をすばらしいものに仕上げてくれます。

お玉を大きくしたような専用の鍋（タルカカルチ）がなくても、小さめの鍋やフライパンを使って代用してください。油が高温になると危ないので、混ぜるときは鍋を振らずに柄の長いステンレスのスプーンなどで混ぜること。微妙な火加減はガス台のつまみを使わずに、鍋のほうを上下に動かして調節するとうまくいきます。香りがでたタイミングを逃さずに、焦げる前の一瞬をみきわめてさっとかけることが大切なので、お料理をすぐ隣に置いてから始めることもポイントです。

トマトチャトニー

シャープな味がほしいときには

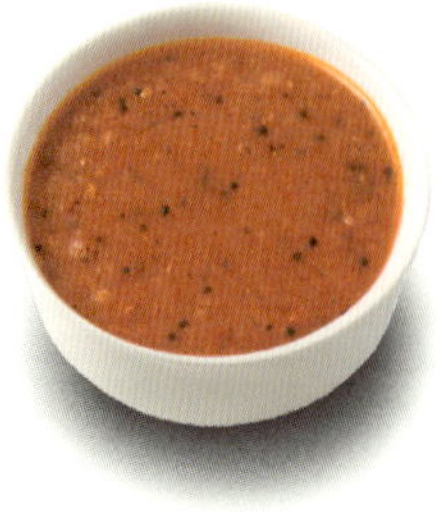

　辛いものが食べたーい！ そんなときはレッドペッパーとブラックペッパーを少量ずつ一緒に使うと、バランスのよい辛味になります。二つを合わせることで、少量でも複雑で豊かな辛味がだせるのです。ここではそれを、マスタードシードの風味でまとめました。このチャトニーの辛みで満足できれば何よりです。でも、つけすぎはいけませんよ。

材料 作りやすい分量

トマト	中2個
サラダ油	小さじ2
マスタードシード	小さじ1
レッドペッパー	ふたつまみ
ブラックペッパー	小さじ1/4
塩（できれば岩塩）	小さじ1
ブラウンシュガー	ひとつまみ

作り方

❶トマトは、種と皮も一緒にフードプロセッサーにかけておく。
❷鍋にサラダ油を熱して、マスタードシードをはじけさせ、トマトを入れる。
❸レッドペッパー、ブラックペッパー、塩を入れる。
❹濃度がつくまで煮込む。
❺煮詰まりすぎたら水を少し足してのばし、好みの濃度にする。
❻ブラウンシュガーを混ぜて仕上げる。

絶品!! ズッキーニチャトニー

南インド菜食文化が生んだ、日本人には新しいおいしさ

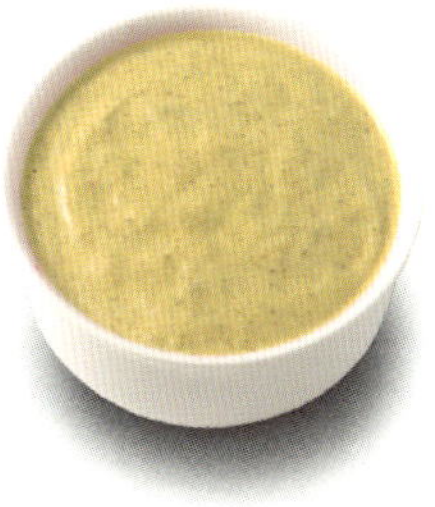

こういうメニューがあると食事が楽しくなります。ぜひチャレンジしてみてください。タミルナドゥ州の料理ですが、日本人向きのやさしい味にしてあります。辛さはインドの5分の1、けれど食事のアクセントには充分です。

材料 作りやすい分量

ズッキーニ	2本
サラダ油	大さじ2
ヒーング	小さじ1/4
マスタードシード	小さじ1/2
鷹の爪	1本
タマリンド	小さじ１（種のない部分）
水	120cc
岩塩	小さじ1
カレーリーフ	10枚（なければ省略可）

作り方

❶ズッキーニは１センチの角切りにする。

❷サラダ油を熱してヒーング、マスタードシード、鷹の爪を入れる。

❸マスタードがはじけて、鷹の爪がカリッとしたら、ズッキーニ、タマリンドを入れて炒める。タマリンドは梅干しで代用できる。

❹２分ほど炒めたら水を入れ、蓋をしてズッキーニに火を通す。

❺粗熱を取ったらフードプロセッサーに移して、岩塩、カレーリーフを加えてペースト状にする。

ビーツチャトニー

滋養の高い真っ赤なソース

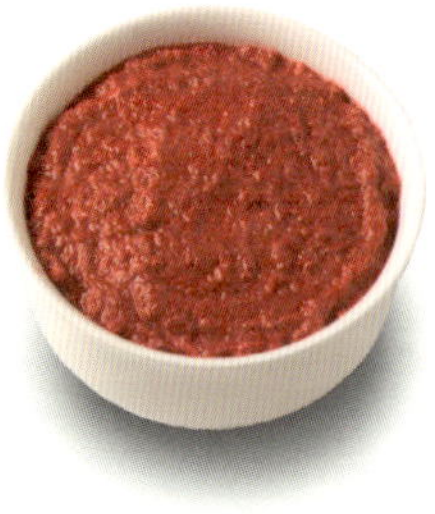

おすすめ野菜のビーツ。なめらかなチャトニーはトーストに塗ってもいいですね。独特の甘味は砂糖や甘味料ではなく、ビーツそのものの甘味です。135頁で紹介する茹で野菜にかければ野菜の風味を損なわずに、自然の甘みをプラスしてくれます。

材料 作りやすい分量

ビーツ	400g
にんにく	1/2かけ
青唐辛子（なければ、しし唐）	1本
サラダ油（あればココナッツオイル）	大さじ3
塩	小さじ2/3
ココナッツファイン	60g
ココナッツミルク	50cc
タマリンド	小さじ2（種のない部分）

作り方

1. ビーツは1センチ角に切る。
2. にんにくはつぶしておく。
3. 青唐辛子は縦半分に切り、種をとり、横に薄切り。
4. 鍋にサラダ油を熱して、ビーツ、にんにく、青唐辛子、塩を入れ、5分ほど炒める。
5. 水（分量外）をひたひたに加えて、蓋をして弱火で柔らかくなるまでじっくり煮る。
6. 粗熱をとってフードプロセッサーに移し、ココナッツファイン、ココナッツミルク、タマリンドも加えてなめらかなペースト状にする。水分が少なければ水を少々たして調整を。タマリンドがないときは同量の梅干しで代用する。

和製ポディー

ギーによくあうインドのふりかけ

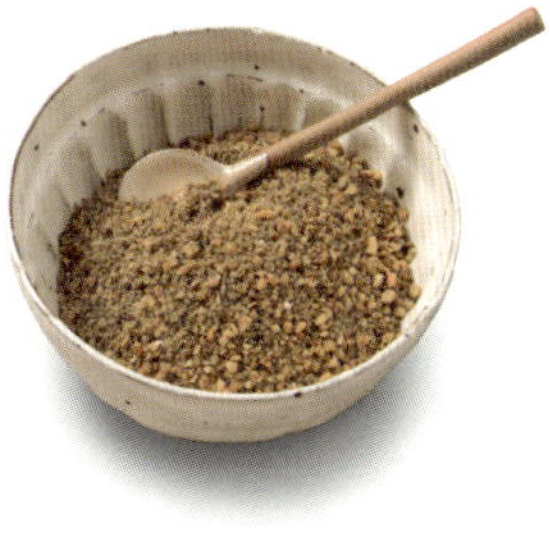

「ポディー」とは、南インドのふりかけのこと。豆やナッツ、スパイスで作ります。ライスの上にふりかけ、そこに溶かしたギーをかけるのが一般的。混ぜてそのまま食べたり、その上にまたカレーをかけたり。通常もっと辛く作りますが、ここでは辛味は抑えて黒ごまをたし、和風な味にしました。野菜にふりかけるときも溶かしたギー少々をお忘れなく。黒ごまは、レシピ分量以上に入れると消化に重くなるので注意してください。

材料 作りやすい分量

アーモンド	約36粒（50g）
黒ごま	大さじ1と1/2（10g）
唐辛子	1本
マスール豆（レンズ豆）	30g
ムーング豆（緑豆皮なし）	30g
岩塩	小さじ1
ヒーング	ふたつまみ

作り方

1. アーモンドはカリッとするまでフライパンでカラ炒りし、皿に移して粗熱をとる。
2. 黒ごま、唐辛子、マスール豆、ムーング豆を一緒にカラ炒りし、色が変わって香ばしい香りがでてきたら、すぐに火からおろし、同様に粗熱をとる。
3. ②をフードプロセッサーにかけ、細かくなるまでひく。
4. ③に①のアーモンドを加え、さらにひく。少しザラッとした食感が残る程度がよい。
5. ボウルに移し、岩塩、ヒーングを加えて混ぜる。

シンプル野菜料理

手軽にできるアーユルヴェーダ食の入門に

アーユルヴェーダの食事だからといって、インド料理ばかり作る必要はありません。いつもの献立で、気をつける部分はどこか、アーユルヴェーダのよさをどのようにとり入れればいいのかがわかれば、大きく料理形態を変えることはないのです。アーユルヴェーダの知恵やスパイスのとり入れ方などをインド料理から学ぶことがこの本の大切な役割ですが、それでも結局は「こんな簡単なことでいいんだ」ということが基本になるのです。

「旬の食材を温かく消化によいかたちに調理して、作りたてを食べる。」なによりも大切なのは、これだけのことなのです。

そのひとつの例として、また考え方の参考に、この章ではシンプルな野菜料理を提案してみました。

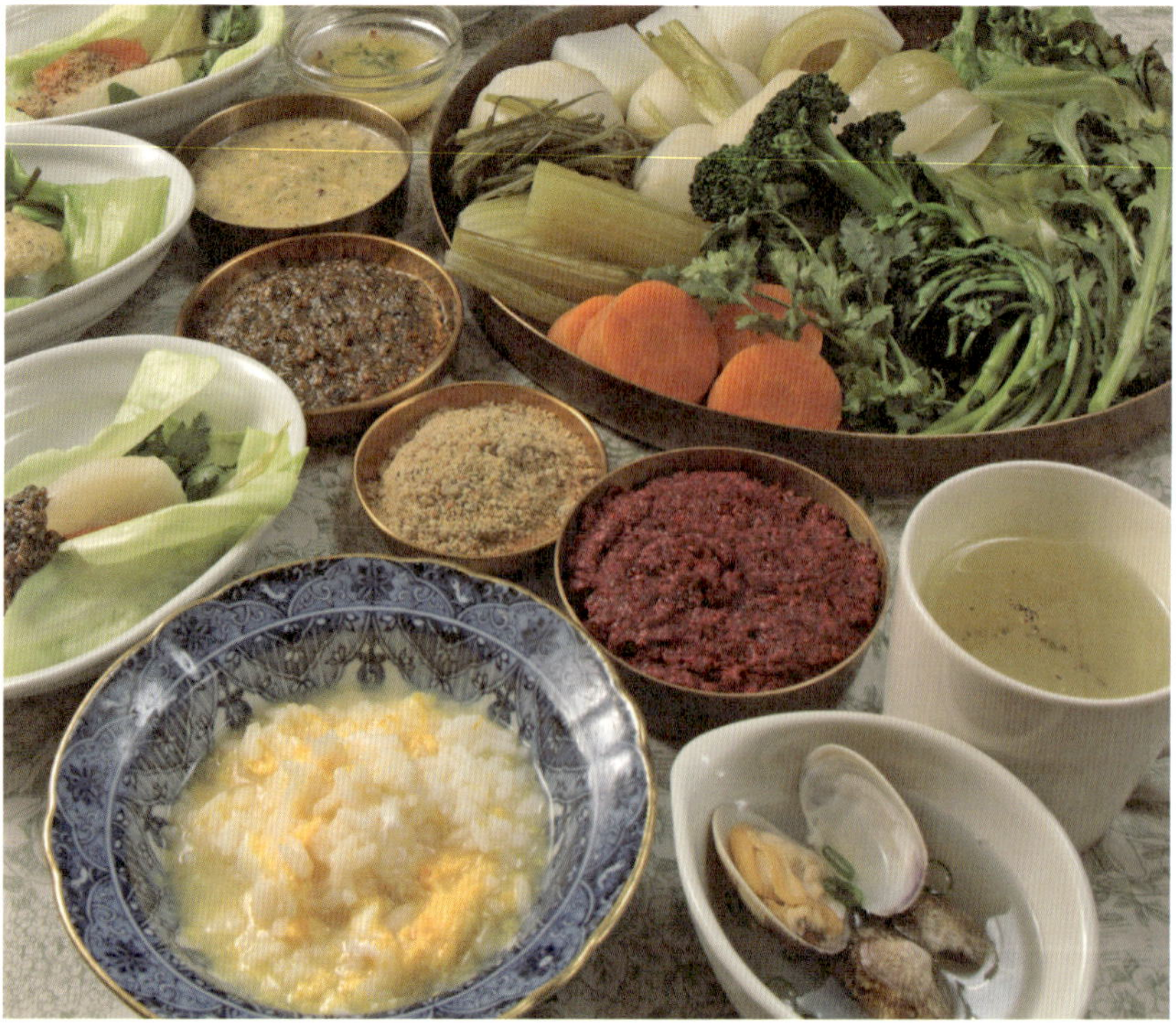

茹で野菜

野菜の滋養をまるごといただく

材料 4人分──お好きな野菜でどうぞ

玉ねぎ・大根・人参・セロリ・かぶ・じゃがいも・ブロッコリー・春菊・クレソン・香菜・キャベツ・レタス……など

（ごぼう、山菜などアクの強いものは不向き）

水……鍋の8分目

昆布……20～30センチ

梅干し……1個

野菜を食べるだけでなく、茹で汁も滋養がしみでた大切なスープとして活用します。茹であげた野菜は、そのまま食べてもかまいませんが、次頁のつけだれや先に紹介したインド風薬味ペーストを野菜にかけたり、つけたりして、食べていただいてもよいのです。このような考え方をベースにして、少しずつインド式の新しい料理を日常にとりいれていただければと思います。

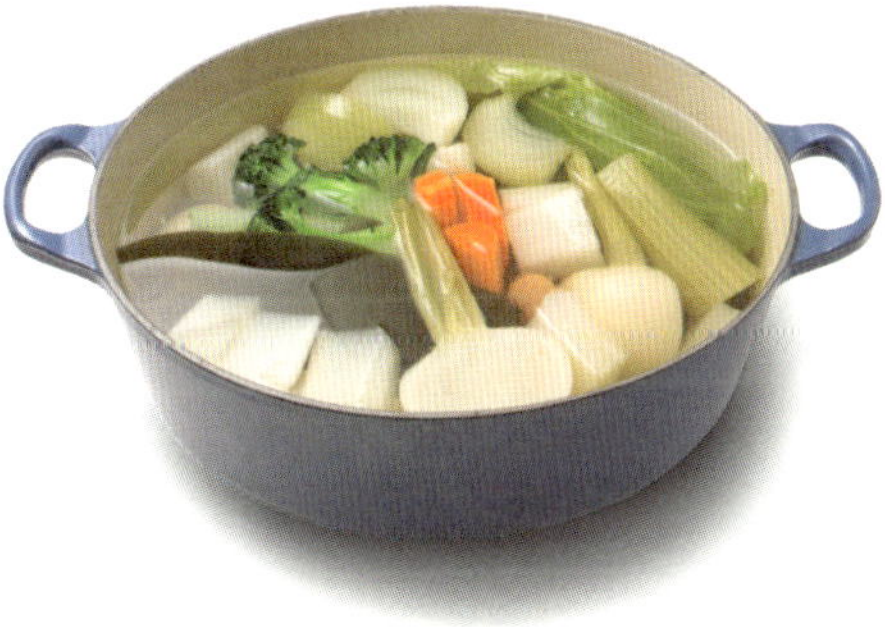

作り方

鍋に水、昆布、梅干しを入れ、食べやすく切った野菜を茹でる。

茹であがった野菜をとりだし、盛りつける。茹で汁は下段参照。

茹で汁アレンジ

野菜を茹でた煮汁も捨ててはいけません

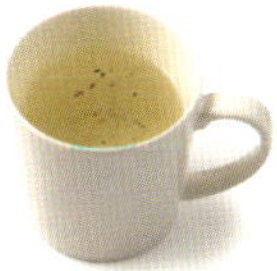

▶塩こしょう

いちばん簡単なのがこれ。軽く塩こしょうしてお茶代わりのスープです。味付けなしでポットに入れて持ち歩いてもよいですね。深夜、どうしてもお腹がすいてしまったとき、このようなスープを飲むことで食欲をごまかすこともできます。

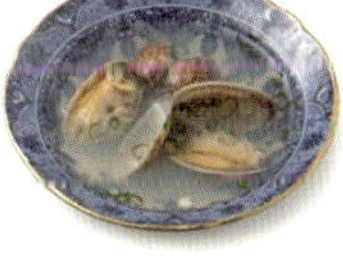

▶あさりスープ＋あさつき

野菜の茹で汁にあさりを入れてもう一度火にかける。塩や醤油で軽く味をつけて、あさつきを散らす。あっという間にできるバリエーションです。

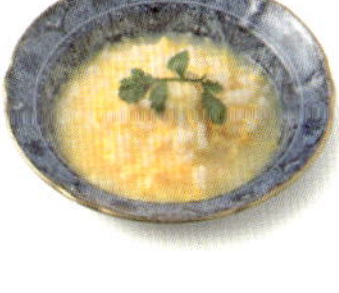

▶卵＋ごはん＋三つ葉など

ごはんを入れて塩や醤油で味をつけ、卵でとじる。手をかけなくても、体にやさしい和食ができあがります。これも、旬の食材で作る温かくて消化によい食べ物。もちろん作りたてをいただきましょう。

アレンジつけだれ

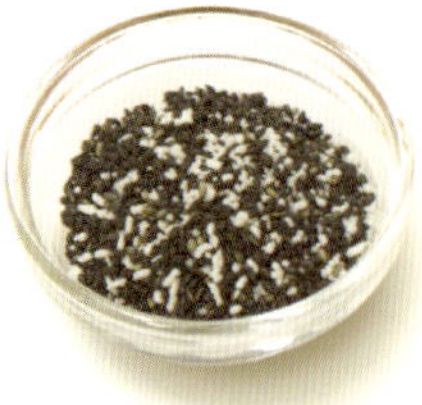

▶ごま塩

おなじみのごま塩。ごまは大量にとらなければ消化の問題もさほどないでしょう。お急ぎのときには便利な味付けです。

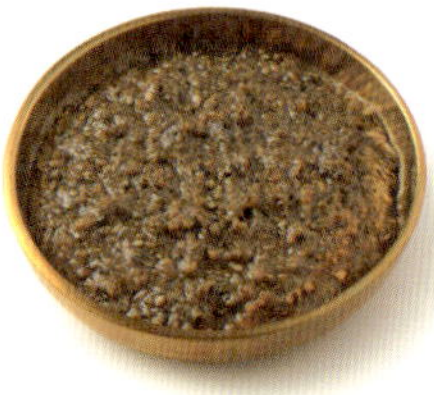

▶辛味味噌

材料 味噌／ラー油／すりごま／茹で汁

作り方

お手持ちの味噌にラー油とすりごまを適量混ぜて、野菜の茹で汁で好みの濃度にのばします。食欲をひきだす程度の辛味を上手に利用しましょう。体内に熱がこもっているときはラー油を少なく。

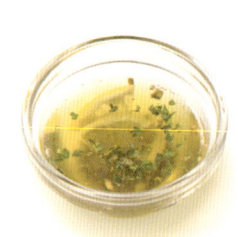

▶レモンギー

材料 ギー／にんにく／塩／レモン汁／パセリ

作り方

ギーをフライパンで温め、少量のにんにくを入れて香りをだし、火からおろして塩、レモン汁、刻んだパセリを混ぜて。茹でた野菜にぴったりです。ギーは乳製品なので、塩味は薄めにしましょう。

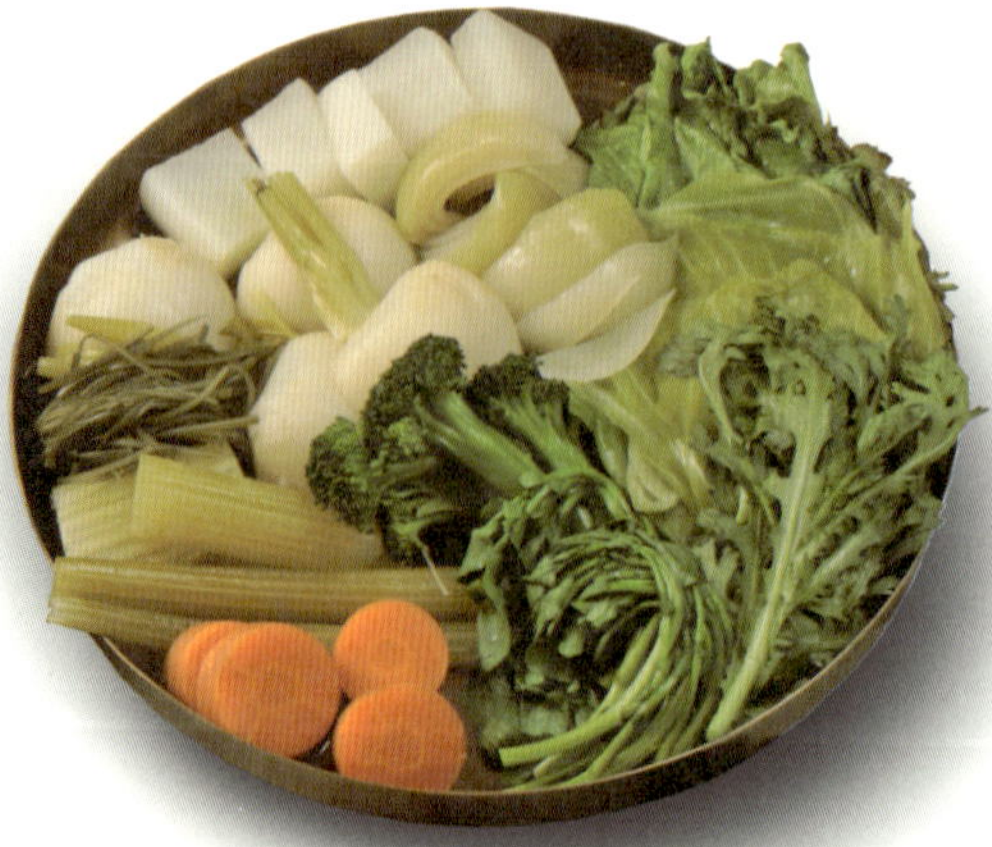

鶏がら野菜スープ

肉の滋養をとるならスープが最高

アーユルヴェーダでは、肉のなかでは鶏肉がいちばん強壮作用があるとされています。消化に負担をかけないスープにして体力をつけましょう。このスープは、ヴァータ体質やヴァータが上がった状態のとき、または病後の弱った体に、とてもいいものです。鶏肉は熱を生むため、ピッタを下げる働きのある甘味、苦味、香りをもつ野菜などと組みあわせるとよいでしょう。

調理の際、鶏肉のアクをとったあとに野菜を入れてください。

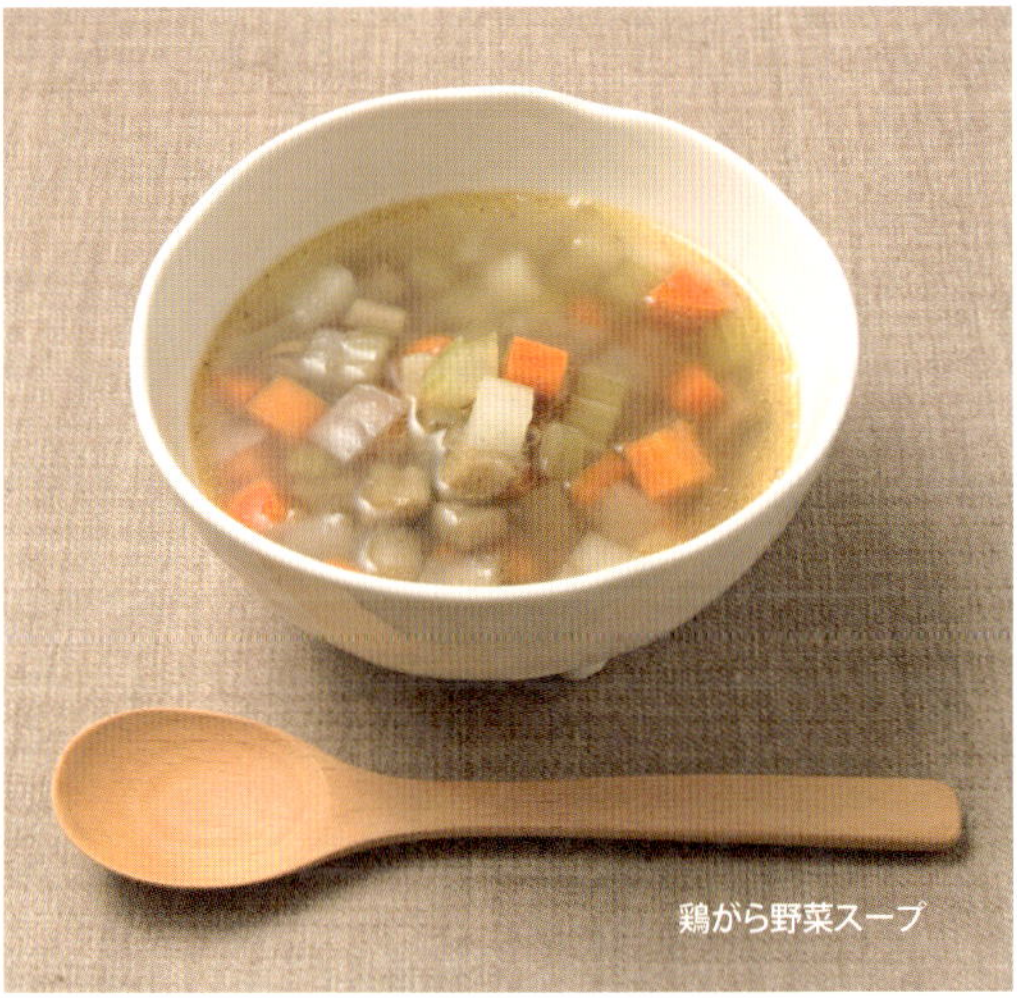

鶏がら野菜スープ

●このスープは、いろいろアレンジして使えます。
* 雑炊・おじや……炒った米や豆を入れて。
* フォー……スープにナンプラー（ヌクマム）を加えてライスヌードルを入れ、すだちやレモン、香菜やネギを添える。
* そば・うどん……スープに醤油を加えて麺を入れ、きざみ葱をちらす。

材料 4人分

玉ねぎ	1個
大根	5センチ
人参	1本
セロリ	1本
ごぼう	1本
鶏がら	1羽分
水	1200cc
生姜	ひとかけ（スライスしておく）
黒こしょう	少々
岩塩	少々

作り方

1. 玉ねぎ、大根、人参、セロリは1センチ角に切る。ごぼうも同様に切って水にさらしておく。
2. 鶏がらは、きれいに洗って熱湯をまわしかけて臭みをとり、厚手の鍋で水といっしょに火にかける。
3. 沸騰したら火を弱め、アクをすくいながら煮込む。アクが少なくなったら、野菜と生姜スライス、黒こしょう、岩塩を加え40分ほどコトコト煮込む。
4. 鶏がらをひきあげ、塩味を調える。

鯛のあらスープ

漉しわけた鯛のあらもおいしい、絶品スープ

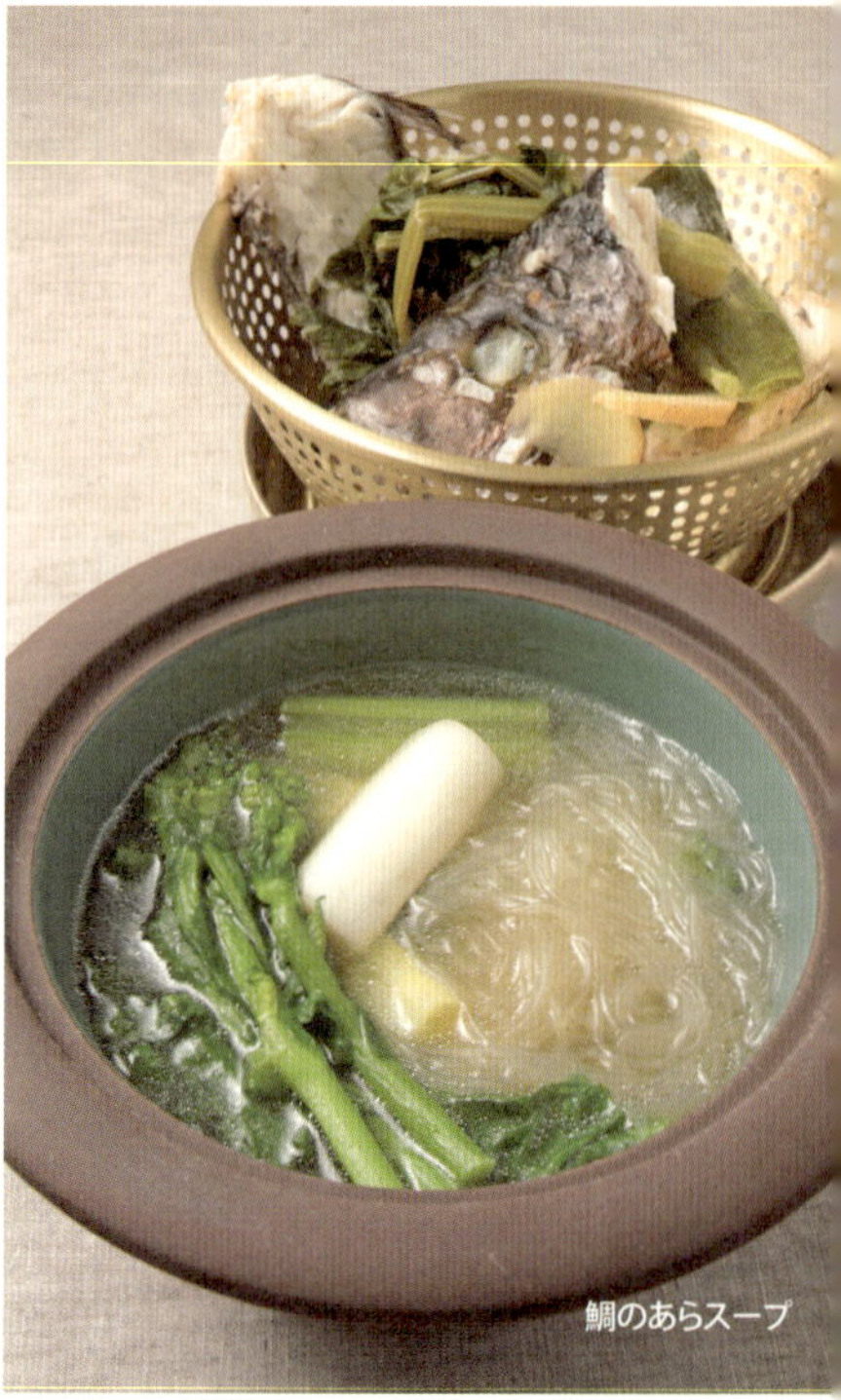

鯛のあらスープ

鯛のような海水魚は滋養や精力をつけ、体力を上げてくれます。反面、カパを上げる力が強く、糖尿病や皮膚病のときには避けたほうがよいとアーユルヴェーダの古典書に書かれています。しかし、海産物をとりなれた日本人はあまり気にしなくても大丈夫です。サートミヤ（153頁参照）と考えて、鍋物のような感覚で魚の滋養をスープでとることは、たいへんおすすめです。春雨でヌードルのように仕立ててありますので食事としての満足感もあり、あらもおいしい一品です。ただし、牛乳や乳製品で作った料理と一緒にとらないようにしましょう。

材料 4人分――お好きな素材でどうぞ

鯛のあら	500g
●具材	
セロリの茎	1本分
長ネギの白い部分	1本分
菜の花	1袋
緑豆春雨	水で戻さないまま40g
●スープ用	
*セロリの葉	1本分
*長ネギの葉	1本分
*生姜	3センチ（スライス）
*粉山椒	小さじ1/2
*岩塩	少々
*水	1リットル
砂糖	ひとつまみ
醤油	小さじ2

作り方

1. 鯛のあらはきれいに洗い、熱湯をかけて臭みをとる。具材のセロリの茎と、長ネギの白い部分は5センチに切り、セロリの太い部分は縦に1センチ幅で切る。菜の花は洗って食べやすく切っておく。
2. 鍋に鯛と*印の材料（スープ用）を入れ、火にかける。
3. アクをとりながら1時間ほどコトコト煮る。
4. 別の鍋にスープをざるで漉しとる。漉したスープに砂糖、醤油を加える。切っておいた具材のセロリ、長ネギ、春雨（乾物のまま）、菜の花の順にスープに加え、ひと煮立ちしたらできあがり。すだちを絞ってもおいしい。漉しわけた鯛のあらもおいしい。

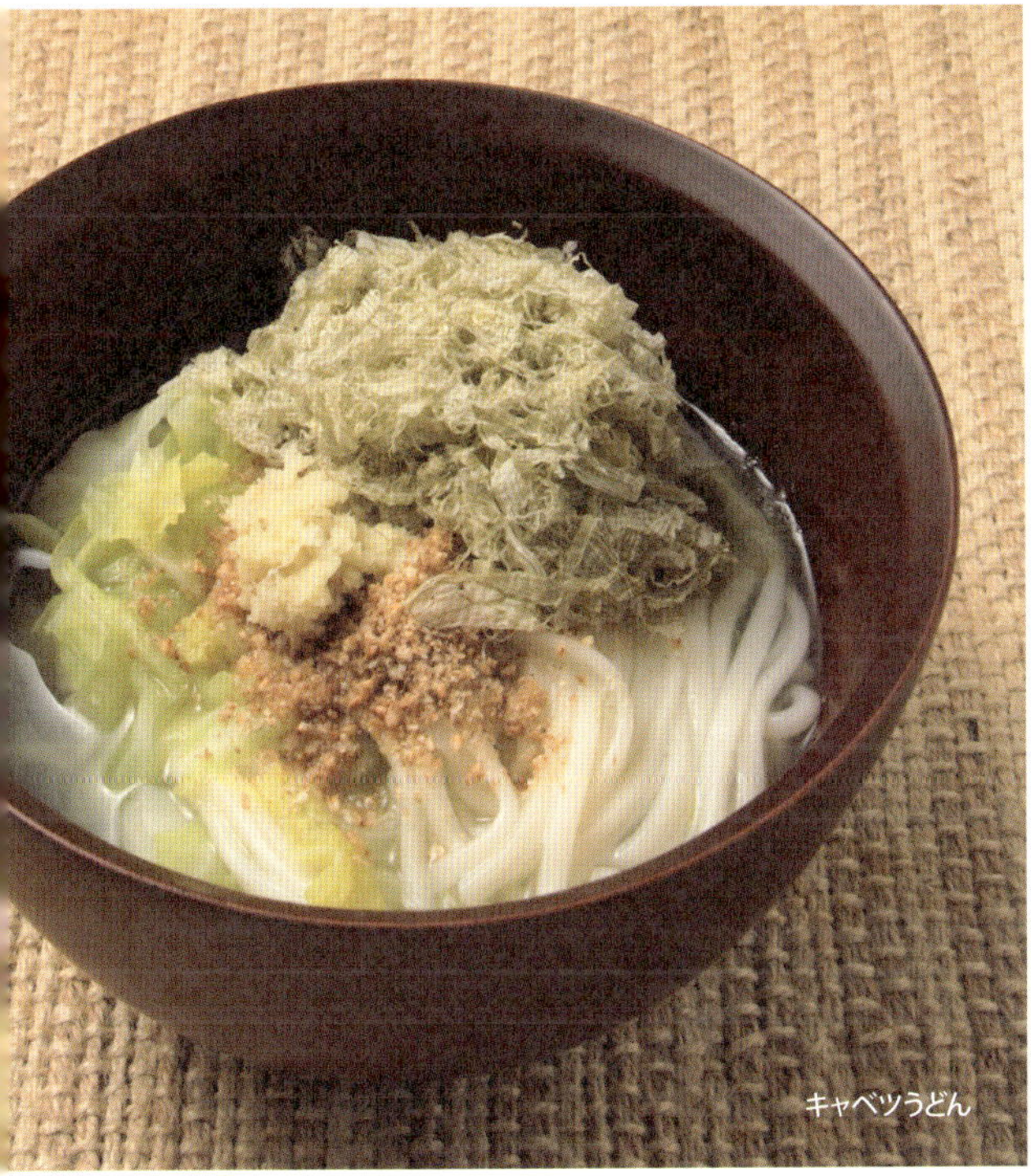

キャベツうどん

うどんはとても消化によいメニューです。むずかしいことは抜きにして、こんな作り方も試してみませんか？　茹でこぼさず、出汁もとりませんが、ちゃんとおいしくできあがります。具材のキャベツは、お腹にガスを発生させる野菜ですが、生姜を合わせることにより、ガスの発生を緩和させます。インスタントを使わなくても、こういった簡単な作り方で、消化によく温かいうどんを手軽に日常的に作ってほしいと思います。

シンプルなキャベツうどん

茹で汁もそのまま使ってスピーディーに

材料　2人分

- うどん（乾麺）……2束
  （束の量によるが2人前の分量）
- キャベツ……1/8個
- 生姜……ひとかけ
- 白ごま……大さじ2
- 岩塩……ひとつまみ（好みで）
- おぼろ昆布……適量
- 醤油……少々

作り方

1. 鍋にお湯を沸かす。キャベツはざく切りにする。生姜はすりおろし、ごまは炒ってから軽くすっておく。
2. 沸騰しているお湯に岩塩をいれ、うどんの袋に記載されている茹で時間に従い、うどんを茹ではじめる。さらにキャベツも加えて茹でる。
3. うどん、キャベツともに煮汁ごと器に盛り、生姜、ごま、おぼろ昆布をのせ、好みで風味付け程度に醤油をかけていただく。

バターミルク

アーユルヴェーダドクター直伝のスペシャルブレンド

バターミルクとは、生乳を発酵させたヨーグルトからバターを作るときに分離してでてくる水分のことを言います。ヨーグルトの水分（乳清）と成分的には同じと言っていいでしょう。日本ではヨーグルトを薄めて作ります。そこにスパイスや生姜なども加えると、とても体によい飲み物になるのです。消化を促進し、ギーのとりすぎによる消化不良なども改善します。ヨーグルトの持つ性質のよい部分をひきだしている飲み物で、ランチタイムの最後に飲むと、お腹がすーっとして気持ちがいいものです。食事のときは、これをライスにかけて食べるのもOK。私は、いつもお皿に残った最後のライスをバターミルクでお茶漬けのようにします。それから、お代わりをしてさらに飲み干すのがお楽しみ。ここでは消化力の高い昼を想定して、ヨーグルトを6倍希釈としました。体にやさしい濃度は、6倍以上に薄めたもの。夜は8倍以上にすることをおすすめします。

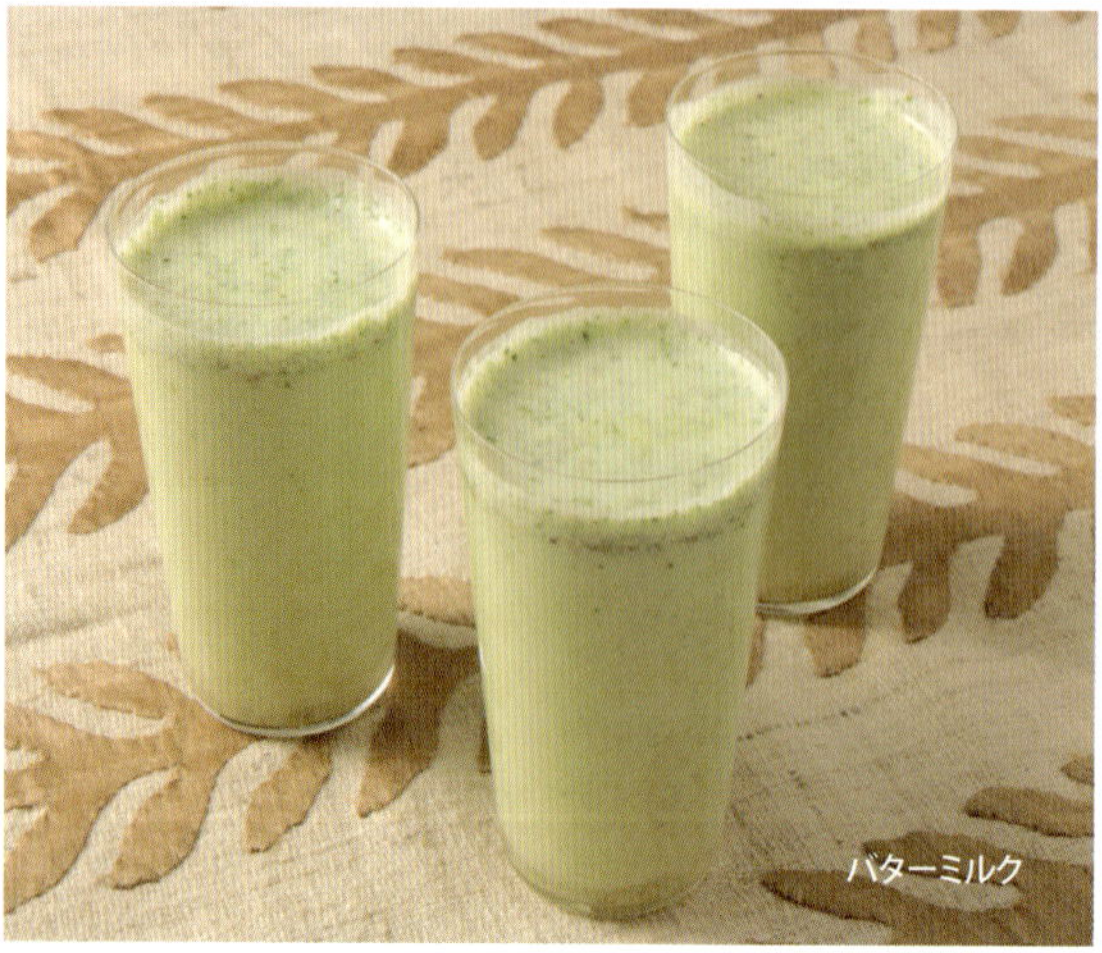

バターミルク

ドリンクは、ほしい薬効を手軽にとるには便利な方法です。個性のある味や香りも、慣れるとほっとする味になるから不思議。白湯と組みあわせて、お気に入りを常備してください。

材料 4人分

プレーンヨーグルト	カップ1/2
水	カップ3
ブラックペッパー	ふたつまみ
クミンパウダー（できれば直前に炒って挽いたもの）	小さじ1/5
塩	小さじ1/2

タルカの材料

サラダ油	小さじ1
ギー	小さじ2
マスタードシード	ふたつまみ
ヒーング	ひとつまみ
クミンシード	ふたつまみ
フェヌグリークシード	ふたつまみ
生姜のみじん切り	小さじ1
ターメリック	ひとつまみ
生カレーリーフ（省略可）	3枚
香菜みじん切り	大さじ1

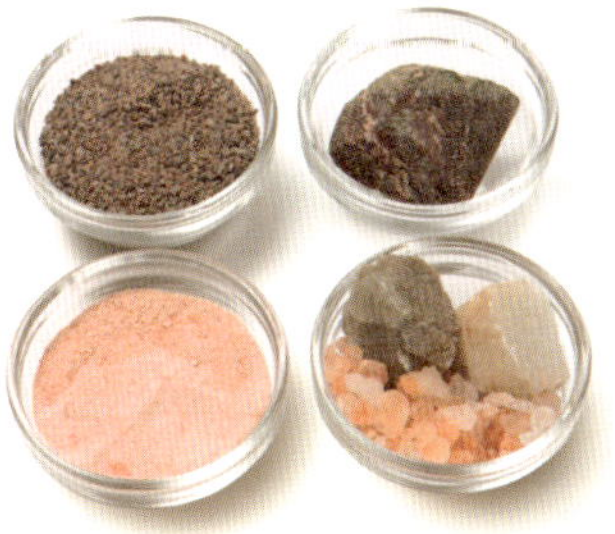

岩塩いろいろ
地殻変動によって結晶となった塩を採掘したもの。色が濃いものほどミネラル（ヨード）を多く含む。

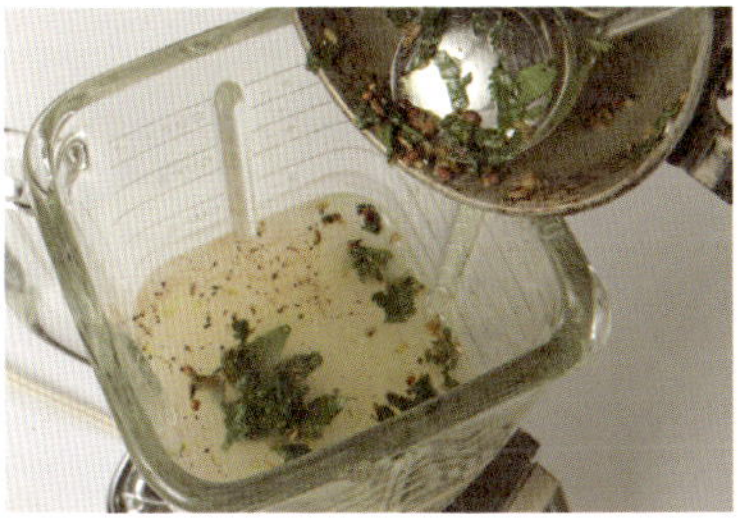

作り方

❶ ミキサーにプレーンヨーグルト、水、ブラックペッパー、クミンパウダー、塩を入れて、いちど軽くまわす。

❷ タルカをする。→小さめのフライパンなどにサラダ油とギーをあわせて熱し、温まったらマスタードシード、ヒーングを入れる。マスタードシードがはじけたら急いでクミンシード、フェヌグリークシードを入れ、クミンシードがパチパチとはじけるのを待って生姜のみじん切りを加える。これで温度が下がるので、もうスパイスはそれ以上はじけないはず。そこにターメリックを加え、スプーンでさっと混ぜて火を通し、カレーリーフ（なければ省略）、香菜を入れて、もう一度さっとひと混ぜし、油ごと①のミキサーに入れる。［写真］

❸ ミキサーを30秒まわしてできあがり。

❹ 注ぎわけたらすぐに飲みましょう（長く置くと分離してしまいます）。

▶クミン茶

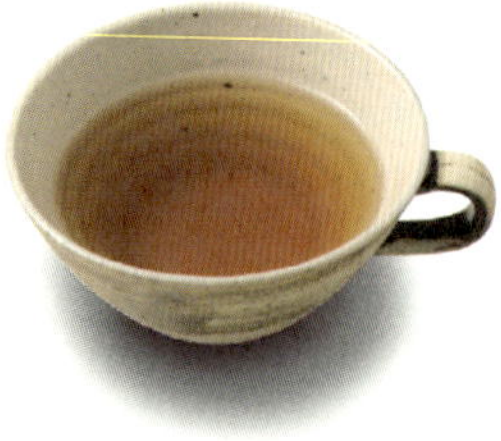

消化を促進します。食欲を増す効果もあるので食前のお茶によいでしょう。アーマを燃やしてガスを作りにくくします。どのドーシャにもよい、万能スパイス茶と言えます。

材料 2人分

クミンシード……小さじ2
水……360cc

作り方

❶小鍋でクミンシードをカラ炒りする。
❷クミンシードがカリッとして香りが立ってきたら水を入れる。
❸沸いたら茶こしで漉して注ぎわける。

▶焦がしクミン茶

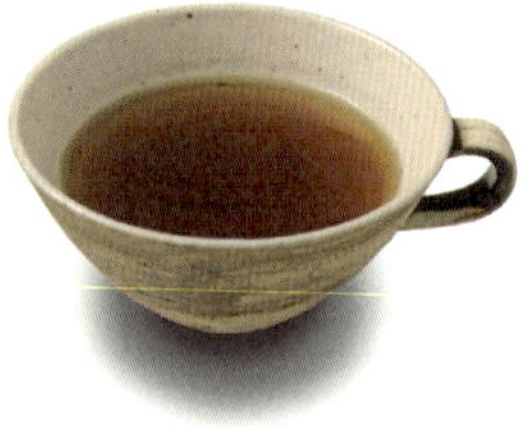

インドのお母さんが、お腹をこわした子供に作るお茶です。クミン茶の要領で、クミンシードをまっ黒になるまで焦がして作ります。ちょうど麦茶のような感じの香りで、香ばしいおいしい味になります。

材料 **作り方**

上記「クミン茶」のクミンシードを、まっ黒になり煙が立つまで炒ってから水を入れて沸かす。
黒糖でうす甘に味をつけると、さらに吸収がよくなる。

▶アジョワン茶

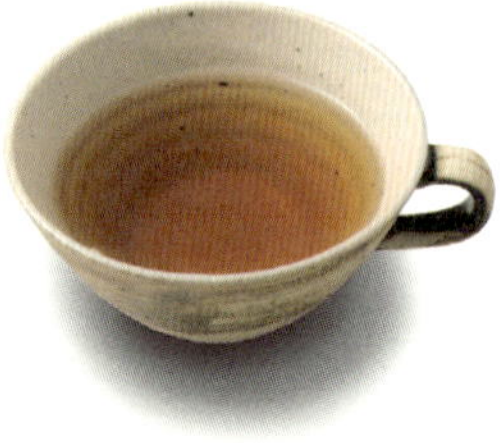

ガス抜き、利尿、食欲増進によいお茶です。お酒を飲んだ翌朝にもよいでしょう。作るときはさっと煮て、味がでればできあがりです。インドでは雨季に食欲増進のためによく飲まれています。

材料 2人分

アジョワンシード……小さじ2
水……360cc

作り方

❶小鍋にお湯を沸かしてアジョワンシードを入れ、弱火で1分ほど煮る。
❷茶こしで漉して注ぎわける。

▶コリアンダー茶

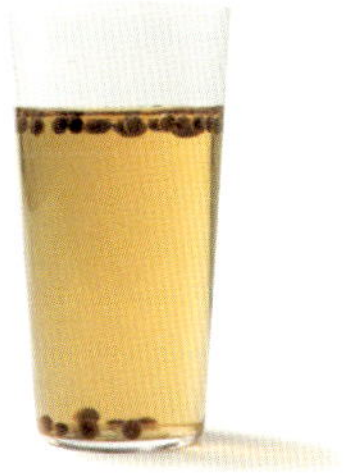

夏の暑い時期や灼熱感があるときにどうぞ。炎症を鎮める効果もあります。水だしなので、手間いらずでできるのも魅力。

材料 2人分

コリアンダーシード……小さじ山盛り2
水……360cc

作り方

❶水にコリアンダーシードを入れて一晩おく。
❷翌朝茶こしで漉して注ぎわける。

▶トゥルシー茶

トゥルシーはホーリーバジルとも呼ばれる紫蘇の原種。西洋種のスイートバジルとは、味も匂いも見た目も異なります。免疫力を高めるので、感染症を予防し風邪をひきにくくするほか、若返り効果もあります。

市販のものはパッケージに従ってお茶にしてください。生葉を干して常備するといいでしょう。生の葉をそのまま使うときは量を多くしてください。

材料 2人分

トゥルシーの乾燥した葉……小さじ2
水……360cc

作り方

❶小鍋にお湯を沸かし、葉を入れて弱火で1分ほど煮る。
❷茶こしで漉して注ぎわける。

▶ミント茶

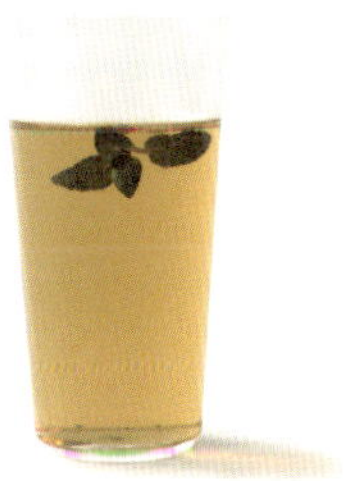

咳や痰を鎮めたり、のどの詰まりをとりのぞいたり、呼吸器官を楽に爽やかにする力があります。ミント茶がアラブ諸国で好まれるのは、冷たく感じるのに消化を促進してくれるというあたりに、その理由がありそうです。とくに夏におすすめしたいお茶。

材料 **作り方** 2人分

作り方はトゥルシー茶と同じ。

▶ブラーフミー(つぼ草)茶

トゥルシー同様に若返りの薬草として有名ですが、神経系を強化してくれるため健脳効果もあります。スリランカ産のものは「ゴトゥコラ茶」という名前で売っていますが、同じものです。

材料 **作り方** 2人分

作り方はトゥルシー茶と同じ。

6 食べ方のルール——10か条

第3章の58頁「⑥消化のしくみ……アグニとドーシャ」でも述べましたが、アグニ（消化の火）の力を健全にしてアーマ（未消化物による毒素）を作らないようにするには、「正しい食べ方」をすることがいちばん重要です。いくつになっても若々しい人、元気でイキイキと暮らしている長寿の人は、アーユルヴェーダなど知らなくても、自然に「正しい食べ方のルール」を身につけ、それを守って暮らしています。

以下に、アグニの力を健全に保つ「食べ方のコツ」を、実践しやすいよう、10のルールにまとめて掲載しました。* 簡単なことですから、すぐに覚えられます。

Rule 01

▼食事時間を決める

毎日、規則正しく、同じ時間に食事をとることが、すべてのルールのなかでいちばん大切です。規則正しい食事をしている人たちは、好きなものをなんでも自由に食べても、消化の問題があまりみられません。毎日、同じ時間に食事をとっていると、体がそのリズムに慣れるからです。食事の時間がくると、自然に消化液の分泌などが促され、消化の準備が充分に整うのでしょう。

食事の時間を決めるときは、前の食事が全部消化されてから次の食事を食べるよう、時間配分をよく考えて決めることが重要です。胃袋は、食べ物がよくこなれて液体状になると出口をあけ、消化したものを少しずつ、次の十二指腸へと送りだしていきます。前の食事が胃の中にまだ残っている状態で新しいものを食べると、胃の中で、よくこなれた前の食べ物と、まだこなれていない新しい食べ物が混ざってしまいます。前のものと新しいものが一緒に腸へ送りだされると、消化にバラツキがでて不完全な消化になります。未消化物を作らないためには、前の食事が完全に消化されてから次の食事を食べ、そのあいだはなにも食べないことが重要です。そのため、前の食事とのあいだは最低でも3～4時間あけます。たとえば12時に昼食をとったら、3時のおやつまではなにも食べないということです。

　けれども、前の食事がまだ消化されず胃の中に残っているにもかかわらず、お腹が空いてしまうことがあります。「ニセの食欲（false appetite）」と呼ばれる現象です。ほんとうにお腹が空いたのかどうか確かめるため、とりあえず水を飲んでみましょう。ニセの食欲ならば、すぐに空腹感がおさまります。ほんとうにお腹が空になると、お腹が鳴るだけでなく、特徴的なサインが現れます。味や臭いのないゲップがでたり、体が軽やかになったり、エネルギッシュな感じがしたりするのです。空腹感のほかにも、こうしたことを目安にして、本物の食欲が湧いたときにだけ食べてください。食事の時間になっても食欲が湧かないときは、生姜を食べたり、食欲増進剤でもあるスパイスティー（142～143頁参照）を飲んだりして、食欲がでるよう工夫します。

　アーユルヴェーダでは、1日のうちでも、時間帯によってドーシャの働きは違うと考えます（図5）。日の出前2時

図5

時間とドーシャ

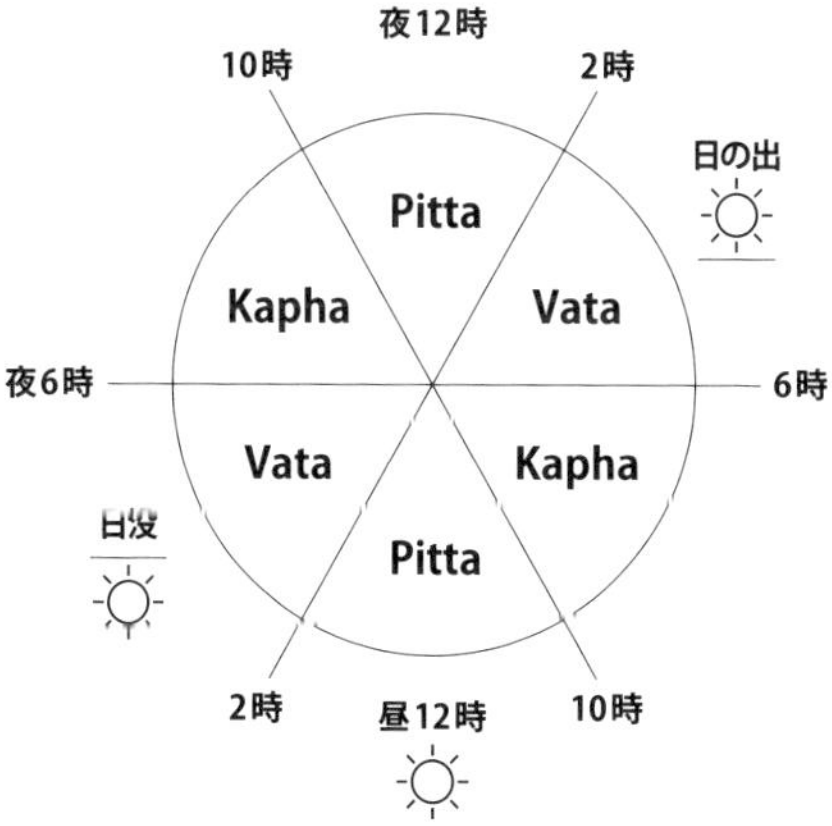

＊本書に掲載した「食べ方のルール」は古典書の分類とは少し異なっています。たとえばアーユルヴェーダの古典書には、「食事は一日一回」と書かれている箇所もあります。ですがそれは、人間の消化力が強く、食べ物に精気が溢れていた時代の話です。現代の私たちにあてはまるものだけを選んで筆者が十か条にまとめました。

間と日の出後2時間、合わせて4時間くらいはヴァータの時間帯ですから、この時間帯に起きれば爽やかに起きられます。午前6時から10時、午後6時から10時くらいまではカパが優勢になる時間帯です。そのため、一般的な朝食の時間帯（7～8時）も、夕食の時間帯（6～8時）も、人の食欲はあまり強くありません。そんな食欲のない朝や夜でも食事をとるべきかは、意見がわかれるところです。

しかし、アーユルヴェーダでは、その時間帯にどんな食事をとるべきかは体質によって違うと考えます。体力のあるカパ体質の人の場合、お腹がすいていなければ、朝食は抜いて飲み物にクラッカー程度にしたほうが体調はいいかもしれません。ヴァータやピッタ体質の人であれば、しっかり食べたほうがいいのです。夕食は、就寝前に消化されている必要がありますから、消化の遅いカパの人は少なめに食べるか、早めに夕食をとる必要があります。

では実際、何時に食べたらよいのでしょうか？　眠るときは食べ物が胃に残っていない状態が望ましいので、夕食は、就寝する3～4時間前までにすませる必要があります。また、食事と食事の間隔は3～4時間ほどあったほうがいいので、そこから逆算すると、次のような食事時間が理想的です。自分のドーシャを確認しつつみていきましょう。

7時～8時
朝食（この時間帯は一日のなかでカパが強くなる時間帯です）

ヴァータ体質の人は、滋養にとんだものを、温かい状態で食べることが必要です。乾燥したシリアルに冷たい牛乳をかけるような朝食はとらないでください。ピッタの人は、そのような食事をとることがむしろすすめられます。しかし、牛乳をとる場合、室温以上の温度にし、塩味のおかず、魚、果物などを一緒にとらないよう気をつけてください。カパの人は温かい飲み物をメインにし、食べるならば温かいお粥がおすすめです。また、トーストに蜂蜜を塗って食べてもカパを下げます。

典型的なインドの朝食メニュー、ウプマ、チウラ、プットゥなどはいかがでしょうか。（92～96頁参照）

12時～1時
昼食（この時間帯は一日のなかでピッタが強くなる時間帯です）

ピッタの時間帯である昼は消化力が強くなりますから、昼食はしっかりしたものをとることが必要です。痩せて活動的なヴァータ体質の人は、ハンバーグやパスタなど、油っぽくて高カロリーなものを食べてもかまいません。ピッタの人は、油っこい揚げ物などは避け、それでもしっかりした量の食事をとりましょう。カパ体質の人は、日本そばのようなアッサリしたものや、野菜タップリで低カロリーの和食などがおすすめです。野菜を使ったサブジも昼食におすすめのメニューです。（105～107頁参照）

3時～4時
おやつ（この時間帯は一日のなかでヴァータが強くなる時間帯です）

昼食と夕食のあいだが開きすぎて空腹が長時間続く場合は、午後に軽いおやつをとることが必要です。空腹が長時間続くと、消化力が不安定になるからです。ピッタが強い人は口臭やイライラなどの問題がおこりますので、ことに6時間以上は空腹の状態をつくらないようにしましょう。

おやつをとる時間は、午後3時から4時くらいまでが適当です。この時間帯はヴァータの時間帯なので、自然界のなかでもヴァータが強まります。私たちの体も、朝から動き続けているのでヴァータが上がっています。ですから、ヴァータを下げる味である、甘味、塩味、酸味があるものをおやつにとります。ヴァータ体質の人は、ケーキなどコッテリしたものを食べてもかまいません。ピッタの人は、熟した甘い果物を食べると体の余分な熱を下げることができます。カパの人は、温かい飲み物や、ポップコーンのような軽く乾燥したものにするのが理想的です。

6時～7時
夕食（この時間帯は一日のなかでふたたびカパが強くなる時間帯です）

夕食は、眠る3～4時間前までにすませるようにしましょう。また、肉類、魚、レンコン、練りごまなど、消化に重いものは少しにします。アーユルヴェーダの古典書には、人間の体は、朝、蓮の花のように経路が開き、夕方になると経路が閉じると書かれています。経路を塞ぐ性質の高いヨーグルトは、昼に食べればそれほど大きな弊害はありませんが、経路が閉じている夜に食べると経路を塞いで害をもたらすので、夜には食べないようにします。また、どの体質の人も、夜は脂肪を控えめにしたほうが未消化物を作らずにすみます。

具の多いスープを作り、具とスープを別々に盛って食べると、夕食にふさわしい食事が手軽に作れます（134～

136頁参照）。

10時
就寝

以上が理想の食事時間ですが、現実には、昼食は12時と決めたのに、その時間になってもお腹が空かないということがあります。そんなときは、決めた時間に従って、無理にでも12時に食べたほうがいいのでしょうか？　それとも、お腹が空くまで我慢して、食事時間を少し後ろにずらしたほうがいいのでしょうか？

これはどちらも不正解です。決めた時間になってもお腹が空かないときは、その食事はとらないことにします。そして、次の食事時間（おやつも含む）まで待ちます。次の食事時間になる前に空腹になってしまったら、スープや牛乳などの液体食で空腹をしのぎ、次の食事時間に普通に食べるようにします。たとえば12時と決めてある昼食を2時にずらすと、おやつも、夕食もずらすことになって、どんどん食事時間が遅れていくことになります。そんなときは、2時は軽いスープだけにして、4時のおやつを少し多めにとり、夕食はいつもの決められた時間に普通に食べるのです。こうすると、変則的な食べ方をしても、一回で規則正しいスケジュールに戻せます。

Rule 02

▼消化される分だけ適量を食べる

アーユルヴェーダには、「三大医書」と呼ばれる3冊の古典書があります。そのなかの1冊、『アシュターンガ・フリダヤ・サンヒター』は、ほかの2冊の医書の重要なところを過不足なくまとめた、たいへん役に立つ本です。この本の総論篇の第8章は、すべて「食物を摂取する量」について書かれています。それほどに食事の量というのは重要なのです。

さて、その『アシュターンガ・フリダヤ・サンヒター』の第8章ですが、そこには、胃袋を4つにわけたとすると、固形物を4分の2、液体物を4分の1、あとの4分の1はあけておくようにと書かれています（AH:Su:8:46）。和食でいえば、ごはんとおかずという固形物で4分の2、みそ汁で4分の1（みそ汁の具は固形物）、合計で胃袋の4分の3、つまり75％くらいを満たすのが適量だということです。日本の「腹八分目」という言い方と似ていますが、さらに少ない量になっています。また、消化に重い性質の食事（65〜67頁参照）なら、胃の半分くらいにとどめるべきとも書かれています。

　食事の適量は、人によって、また季節や体調によっても異なるため一概には決められません。しかし、適量とはどのぐらいかを一言で表すことはできます。それは、「次の食事までのあいだに無理なく消化される量」です。食後に圧迫感や重さを感じない量。五感が満足し、空腹や喉の渇きがおさまり、話す、笑う、呼吸するなどが気持ちよくできる量。それが適量です。少なすぎると体力が落ち、皮膚の艶がなくなるなどの問題がでてきます。しかし、過剰に食べすぎるほうが弊害が大きくなります。ですから、食欲がないときは無理して詰め込むようなことはせず、少量にしてお腹が空いたら食べるようにします。一度にどさっと食べるよりも、小分けして回数を多くしたほうが体には負担にならないのです。その場合でも、食事の間隔は適度にあけることが大切です。

Rule 03

▼温かいもの・作りたてのものを食べる

　せっかく消化の火＝アグニが燃えているのに、冷たい物を飲み食いすると、その活動が弱まってしまいます。西洋医学でも、消化酵素は体温に近い温度でいちばん活性がよく、それを下まわる温度では働きが鈍くなるといわれています。冷蔵庫からだしたものをそのまま食べたり、食前に冷たい氷水を飲んだりするのは、わざわざ消化力を弱めてから食べるようなもの。アーマを作る原因になってしまいます。暑い夏の盛りなら、室温程度の飲物をとってもかまいませんが、温かい料理を温かいうちに食べることが消化不良を防ぐ基本です。

　温かいものはカパの分泌を減らし、腸の運動も助けますので、便秘やガスでお腹がはることも少なくなります。また、冷たいと味を感じにくくなるので、味付けも濃くなりがちです。温かければ味付けが薄くてすみますので、素材本来の味をそこなわず、よりおいしく食べることができます。温かいものを食べることはあらゆる点でメリットがあるのです。おいしくなければ上手く消化されないと考えるアーユルヴェーダでは、作りたての温かい食事を食べることが、心の質を清らかにするためにも重要であるといわれていいます。

ヨーガの経典としても知られる『バガヴァット・ギーター』は、ヒンドゥ教徒のインド人にとって聖書のようなもの。生活規範に大きな影響を与えています。この本も食事と精神の関係に言及しているのですが、「精神的な純粋性を守りたい人は、作ってから3時間以内のものを食べなさい」と説いています。3時間を超えると腐る方向へ物質が変化し、食べ物のなかにタマス（68～69頁参照）という、どんよりした不活発なエネルギーが増えてしまうと考えるのです。最近どうも落ち込みがちで鬱っぽいとか、やる気がでなくて怠けてしまうなどという人のなかには、前の日の残り物や、冷凍食品、レトルトや缶詰ばかり食べているケースが少なくありません。食事は体だけでなく、心も支えているのです。

Rule 04

▼食べる速度は速すぎず遅すぎず

食事にかける時間は短すぎても長すぎてもよくありません。速すぎて、よく噛まずに飲み込んでしまうと、口の中で食べたものと唾液が充分に混ざりあうことができません。遅すぎると、最初のほうに食べたものがこなれるころになっても、まだ上から新しい物が入ってくるという状態になるので、消化にバラツキができてしまいます。食事にかける時間は20分くらいが適当といわれています。

食後は、消化活動が正しく行なわれるようにするため、リラックスした状態を保ち、ある程度、胃に血液を集中させることが必要です。食後すぐに運動したり緊張したりすると、血液が全身に散ってしまい、胃に血液が充分に集まることができなくなるため、消化不良の原因になります。入浴でも同じことがおきますから、食後すぐの入浴は避けましょう。帰宅したらまず入浴し、血行が落ち着いてから食事をとることが望ましいのです。ただし、食事のあと、ゆっくり少しだけ散歩をすることは奨励されています。

Rule 05

▼怒りながら食べない

１８３３年、アメリカで「胃液と消化の生理学」という論文が発表されました。これは、胃カメラができるよりはるか昔に、生きている人間の胃袋の中を覗き、消化の様子を記録した研究です。銃の暴発事故で誤って自分の腹を撃ち抜いてしまった青年のお腹が、上方に穴が空いたまま固まり、一命はとりとめたものの、体の外から胃の中が見えるような具合になってしまったのです。彼の主治医だったW・バーモントという医師は、その穴から胃の中にいろいろな食べ物を入れて、消化の様子を観察しました。すると、その青年が怒ったとき、それまでピンク色だった胃の表面が、みるみる青くなっていくのが観察されました。怒ると血液が行かなくなって、胃の働きが一気に落ちてしまうことがわかったのです。そうなれば当然、消化不良を起こすことになります。

アーユルヴェーダの古典書のなかにも、生活のなかで感じる感情やストレスが、消化力に大きく影響すると書かれています。心配、不安、怒り、悲哀、寝すぎ、睡眠不足などは、消化の火＝アグニの力を不規則にしてしまい、正常な食欲がわかない、あるいはお腹が空いているかどうかよくわからない、という状態をつくりだします。そういうときは、無理して食べようとせず、スープなどの消化のよい、温かい食べ物を少しずつとるようにすればいいのです。

▼心をこめて調理されたものを食べる

アーユルヴェーダでは、料理を作る人の気持ちが、食事の質に大きく影響するとされています。怒りながら乱暴にかき混ぜてつくったスープと、優しい気持ちでつくったスープでは味が違い、消化されるときにも違いがでます。これは科学的に立証することはできませんが、明らかな違いを感じたことがありました。インドの病院に入院しているとき、停電がありました。しかたなく月明かりのなかでひとり静かに夕食を食べていたのですが、いつもと変わらない病院食のメニューなのに、まったく違う味がすることに気づきました。なぜか楽しい味がするのです。隣の部屋の患者さんに聞いたら、彼女もやはり、いつもより軽い感じがすると言います。スパイスを変えたのかと思ってキッチンへ行って尋ねてみると、味付けはまったくなにも変えていないという返事。ところが、ひとつだけ違うものがありました。それは、いままで皿洗いしかさせてもらえなかった見習いの青年が、はじめて作らせてもらった料理だったのです。いつも陽気で、ニコニコしながら歌ったり踊ったりしているその青年は、この日、はじめて料理を作らせてもらって、きっと、はちきれんばかりの嬉しさだったに違いありません。彼が作った料理だと聞いて納得しました。たしかに楽しい味がしたのです。親方であるコックさんは、自分が隣にピッタリくっついて、調味料の量も、入れるタイミングも火加減も、まったく同じように指示したからなにも変わっていないと胸を張りましたが、料理の作り手の気持ちによって、こんなにも味が違うのか！と驚きました。楽しい気持ちや愛情がこめられた料理は、体にもよい影響を与えるに違いありません。愛情こめて作られた家庭料理が最良とされる理由が、わかるような気がしますね。

そしてもうひとつ。アーユルヴェーダでは、食べるときは食べることだけに神経を集中させ、心から食事を楽しむようすすめています。そうすれば、食べ物のもつ精妙な力を存分に味わい、体にとりこむことができるからです。インドで私がいつもと同じメニューなのに微妙な味の違いに気づいたのは、停電で月明かりしかないなかで、神経を集中させて食べていたからだと思います。わいわいしゃべりながら食事をするのは楽しいものですが、それは食後の楽しみにして、食事中は最低限の会話だけに留め、食べることを最大限に楽しんだほうがよいのです。

Rule 07

▼好きなものを食べる……満足感が大切

アーユルヴェーダには、「嫌いなものでも我慢して食べなさい」という教えはありません。嫌いなものを無理して食べても食欲がわかず、うまく消化されないからです。また、体の状態によって、これは食べたい、これは食べたくないなどの「好き嫌い」が、自然とできていることもあります。偏食はもちろんよくないのですが、無理して食べなくても、消化力が高まって食欲が正常になると、偏食が自然に改善されてくる人が多いようです。

また、アーユルヴェーダでは、肉体だけではなく心や視覚、嗅覚、味覚などの五感が楽しんでいる状態が大切だといいます。食べ物の彩りを楽しみ、甘い香りや香ばしい香りを嗅ぎ、うま味だけでなく辛味や苦味も味わって、私たちの五感を充分に楽しませてあげましょう。慣れている味、懐かしい味は、体だけでなく、心にも満足感を与えてくれるものです。

いくら体によいとされていても、味や見た目が悪く、満足感を得られない食事を長く続けることはよくありません。まずいと思いながら我慢して食べたり、嫌いな人と一緒に食べる食事では、上手に消化されません。五感を満足させつつ、おいしいと思いながら食べることが、消化のためには重要です。食事で大切なことは、食べ終わったときに、心から満足して「おいしかった！」と言えることなのです。

Rule 08

▼慣れたもの、自分の体質・年齢・症状・仕事量・土地柄などにあったものを食べる

長く外国にいると、味噌や醤油など、食べ慣れた味を口にしてホッとすることがあります。これは味覚の問題だけでなく、私たちの体が、代々食べ続けてきた味、食べ慣れている食材を、よく消化できるようになっていることが大きいのです。このように、遺伝的に獲得した慣れのことを、サンスクリット語では「サートミヤ」といいます。遊牧民の人たちはラクダのミルク、イヌイットの人たちは生肉だけでも生きていくことができます。そうしたものから、多くの栄養素をとりこむことができる酵素を、生まれつきもっているのでしょう。

また、遺伝的に受け継がれているものではなく、小さいころからずっと食べ続けるなどして、後天的に獲得した慣れを「オーカサートミヤ」と呼びます。たとえそれが体に悪いものであったとしても、子供のころから食べ慣れていれば、益にはなりませんが、害にもなりません。逆に、体によいものであっても、慣れないものは体が驚きます。私のインド人の師匠は、日本に来て慣れない食べ物をだされると、それがどんなに珍しくておいしいものでも、ほんの少ししか箸をつけません。こうして体を守っているのです。

反対に、こんな例もあります。転勤でインドに住むようになってからも、ずっと和食を食べ続けていた日本のビジネスマンがいました。けれどもあるときから、インド人と同じ食事をとるようにしたら、体が涼しく感じられ、暑いインドでもかなり楽にすごせるようになったといいます。味噌や醤油など、発酵食品を使うことが多い日本食は、体に熱を生みやすいのです。日本食は、日本の風土には適していますが、暑いインドのような風土にはあまり適さないということですね。このように、住んでいる環境によっても適している食事というのは変わってきます。自分の労働の質や量、年齢、体質、そのときおきている症状などにみあった質や量の食事をとることも重要です。

Rule 09

▼食べあわせの悪いもの、複雑すぎる調理法のものを避ける

日本には「鰻と梅干し」「西瓜とてんぷら」のように食べあわせが悪いとされている食べ物がありますが、アーユルヴェーダにも、食べあわせが悪いので避けたほうがよいとされている組み合わせがあります。その代表的なもの

が牛乳に関する食べあわせです。古典書では、「塩、果物、魚などを牛乳と一緒に食べてはいけない」と厳しく戒めています。

ほかにも、いろいろな理由で食べあわせの悪いものがあります。まず「熱い・冷たい」など、性質が反対のものを一緒に食べることはよくありません。たとえば、熱いラーメンを食べ、そのすぐあとに氷水を飲むなど、温度差が大きいものを同時に、あるいは間隔を空けずにとると胃腸に負担を与えます。また、量の組み合わせがよくないものもあります。ギーと蜂蜜は同量ずつとると毒になるといわれています。どちらかの量を多めに、あるいは少なめにとるようにしましょう。

しかし、例外もあります。スポーツや肉体労働をしていることで消化力が強くなっている人や、食欲が旺盛な若い人は、あまり影響を受けません。また、よくないとされる組み合わせでも、ごく少量を、たまに食べるだけなら、それほど害をおよぼしません。ですから、パーティなどで食べあわせの悪いものをだされたとしても、あまり神経質になる必要はありません。むしろ、楽しい食事の雰囲気を損なって気まずい思いをすれば、そのことで消化不良を招いてしまうこともあります。食べあわせの悪いものは、常食することで健康を害します。また、常食をしていても、前述した慣れ（オーカサートミヤ）になっている場合には、益にはなりませんが、害もおよぼさないといわれています。

ほかにも、複雑すぎる調理法のものも消化力に負担がかかります。たとえば、複雑な料理の代表にコフタというインド料理があります。豆や野菜などを細かく挽き砕いて団子状にしたものを油であげ、さらに煮込むというものです。日本でいえば酢豚などがこれにあたります。おそらく調理に時間がかかりすぎ、工程ごとに鮮度が失われるためと思われますが、アーユルヴェーダでは、どんな食材でも、かなりシンプルな調理法をすすめています。

Rule 10

▼6つの味と少し油性があるものを食べる

アーユルヴェーダでは、味を「甘味、酸味、塩味、辛味、苦味、渋味」の6つに分類します。6つの味がすべて入った食事を食べることは、ヴァラエティーに富んだ、よい刺激を味覚器官に与えることになります。また、味には、アーユルヴェーダでいう3種類の生命エネルギー（ドーシャ）を上げたり下げたりする力があります。6つの味すべてが含まれた食事をしていると、この3つのドーシャをうまく整えて安定させることができます（75〜77頁参照）。しかし、すべての味を同じ比率でとる必要はありません。甘味のあるご飯（米）などの主食はどうしても多くなりますし、苦味、渋味、辛味のものは少しで充分です。

また、少し油分があるものをとることも大切です。たとえば、私たちの体では細胞膜の内側と外側で栄養物と老廃物の出し入れが行なわれていて、この活動が活発でスムーズであるほど若いとされるのですが、細胞膜が健全に働くためには脂質が必要です。また、人間の体は約8割が水といわれますが、それはミネラルウオーターのような純粋な水ではなく、わずかに脂質を含むかたちで存在しています。ですから、良質な油をほどよくとることは、私たちにとってとても重要なことなのです。油を使うと味もよくなりますので、おいしいと感じることで消化力も高くなります。脂溶性のビタミンの吸収などもよくなって、体力もつきます。目や耳などの感覚器官を健全に保つためにも、良質の油をとりたいものです。

▼補足

これまでに述べた10のルール以外にも、アーユルヴェーダには特徴的な食事のとり方があります。それは時間的な変化です。時間的な変化とは、朝昼晩の一日の時間の変化（144〜147頁参照）だけでなく、季節の移り変わりや、幼年期、老年期など、人生の時期を指すこともあります。以下にそれらのことをまとめました。

＊季節の変化にあわせて食べる……旬のものを選ぶ

アーユルヴェーダでは、次頁の表17「季節の変化と食生活」にあるように、人の体力と消化力は、太陽の運行に合わせて一年のなかで規則的に変化すると考えます。夏は体力と消化力がおちて、いわゆる「夏バテ」の状態になりますから、それにあわせた食生活が必要です。ただし表17はインドの季節の変化にあわせたものなので、日本とは少し順番が違っています。この表で「雨季」と書かれている部分は、日本では梅雨時のほかに、夏のあとの台風シーズンにもあてはまります。

表をみればわかるとおり、ドーシャは、それぞれの季節によっても変化します。

たとえば春はカパが乱れる季節。甘味を控え、カパを鎮静する働きのある苦味、渋味のものをとることがすすめられます。春先にはちょうど、カパを下げる苦味を含んだ山菜がでてきますから、旬のものを食べていれば、季節の変化にも対応できますね。

梅雨時（雨季）に乱れるドーシャはヴァータです。気圧や気温が変動し、雨が降るので大気中の水にも動きがでて、変動性が高まるからです。ヴァータを上げる冷たいもの、渋味のものを避け、落ちた食欲を刺激するようなものを食べます。

西瓜には熱を下げるすばらしい力があるので、暑い夏に食べれば薬になります。ただし、冬に食べれば毒です。

台風の季節は梅雨時（雨季）と同じです。

秋はピッタが上がるので酸っぱいものを避けるようにして、甘味、苦味をとることがすすめられます。秋に多くでまわる甘い果実は、ピッタを下げる効果があります。

冬になると消化力が上がりますから、消化力にみあった重い性質のものを食べる必要があります。秋にとれた新米は、そのまますぐに食べると粘液をだす性質があるので、あまり体によくありません（74頁参照）。しかし、しばら

V=ヴァータ　P=ピッタ　K=カパ　⬆=ドーシャの増大を表し、⬆の数は増大の大小を表す。

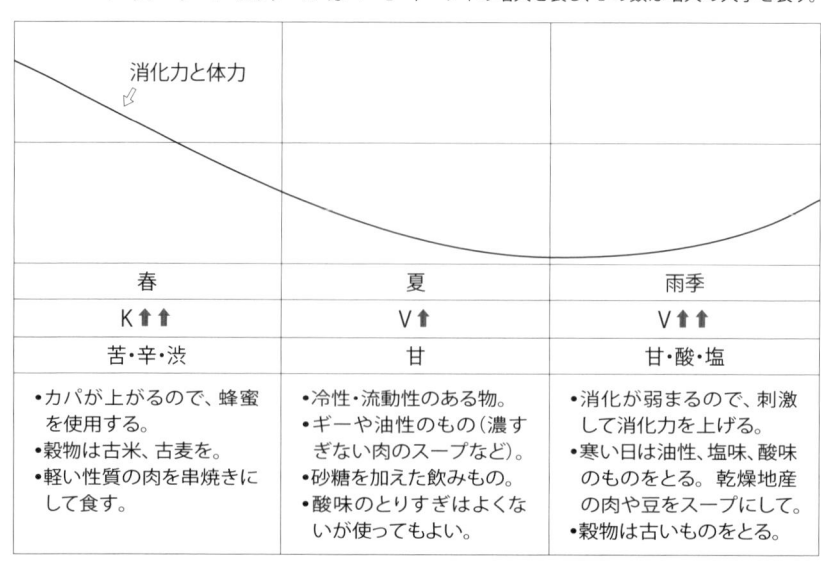

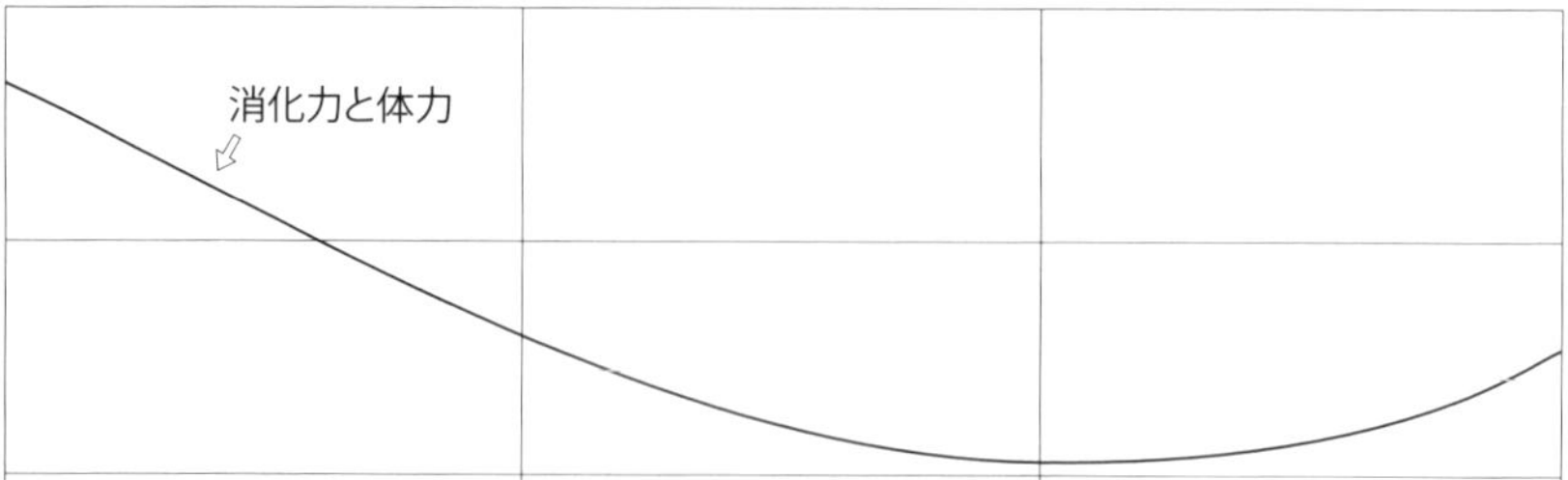

春	夏	雨季
K⬆⬆	V⬆	V⬆⬆
苦・辛・渋	甘	甘・酸・塩
•カパが上がるので、蜂蜜を使用する。 •穀物は古米、古麦を。 •軽い性質の肉を串焼きにして食す。	•冷性・流動性のある物。 •ギーや油性のもの（濃すぎない肉のスープなど）。 •砂糖を加えた飲みもの。 •酸味のとりすぎはよくないが使ってもよい。	•消化が弱まるので、刺激して消化力を上げる。 •寒い日は油性、塩味、酸味のものをとる。乾燥地産の肉や豆をスープにして。 •穀物は古いものをとる。

く寝かせて冬がきたころに食べれば、消化力が強くなっているので、粘液がでてもあまり大きな問題になることなく消化することができます。むしろ、消化力が強くなる冬には、このような、消化に重いものを食べる必要があるのです。秋にとれた米は、そのまま1年近く寝かせると性質がさらに軽くなるので、消化力が弱まる次の年の夏に食べるのに適しています。自然はなんとうまくできていることか、と驚かされます。

　米のようなものは除いて、基本的には、身のまわりでとれた旬の食材を食べていれば、自然にドーシャのバランスがとれるようになっているのです。季節のものは、体にもお財布にも優しいということですね。

表17

季節の変化と食生活

（AH.Su.3）による

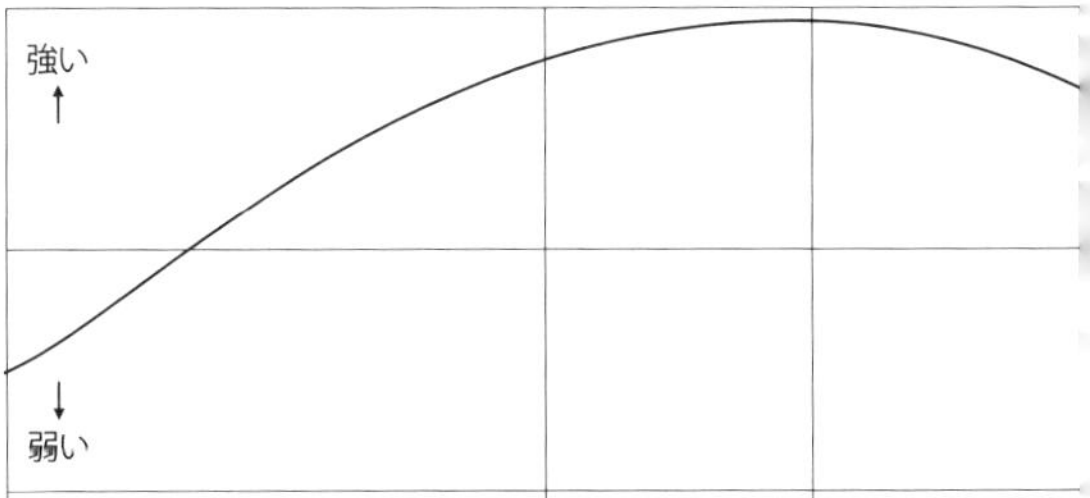

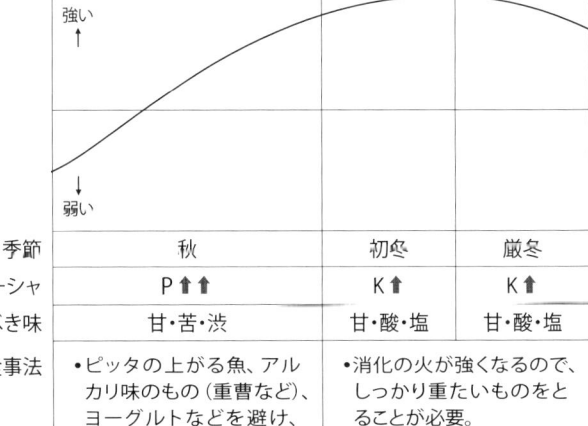

季節	秋	初冬	厳冬
乱れるドーシャ	P⬆⬆	K⬆	K⬆
とるべき味	甘・苦・渋	甘・酸・塩	甘・酸・塩
食事法	•ピッタの上がる魚、アルカリ味のもの（重曹など）、ヨーグルトなどを避け、軽く・冷性のあるものを消化力に応じて適量とる。	•消化の火が強くなるので、しっかり重たいものをとることが必要。 •重性の肉・油脂の多いスープ、乳製品、新米、砂糖を使った菓子など。	

7 古典書にみる食品の性質

どの食品が体を温め、どの食品が体を冷やすのか。なにを食べたとき、どのドーシャが減り、どのドーシャが増えるのか。それは、ひとりの人間を観察しただけでは、とうてい断定できません。体質によって、感じ方や体への現れ方には差があるからです。そんなとき頼りになるのが古典書です。古典書は、気の遠くなるような時間をかけて多くの人々が経験と知識を積み重ねてきた、その結晶だからです。古典書に書かれている食べ物の特徴や食べ方の注意点などを以下に記述します。*

▼肉・卵・魚類

アーユルヴェーダは、ベジタリアンになることをすすめていると誤解されているふしもありますが、古典書のなかには動物の肉を使う処方もたくさんでてきます。とくに、衰弱した人に体力をつけるときすすめられるのが肉のスープ。空咳がでてとまらない喘息や結核のような病気には、肉のスープが最高です。肉は消化に重いので、消化力がよい人にしかすすめられませんが、スープだけならばアグニに負担をかけず、栄養を効率的にとりこむことができます。

肉料理は重いので、昼食むきです。消化をよくするため、胡椒、生姜、ターメリック、ニンニク、玉ねぎ、コリアンダー、岩塩などのスパイスを使ってください。体力をつけるには鶏肉がいちばん有益ですが、熱をあげる作用が高いのでピッタが増えている人は要注意です。強壮作用があって、しかしドーシャを悪化させない肉は、山羊や鶉《うずら》です。鶏卵も、灼熱感を与えず、速やかに体力を増やしてくれます。精液減少、咳、心臓病、外傷などにも有効です。

魚類も精力増強、滋養強壮に役立ちますが、カパを増やす力が強いので、糖尿病のようなカパ性の疾患がある人は控えたほうがよいとされています。

▼乳製品

活力を与えるもののなかで、もっとも優れているのが乳製品です。とくに牛乳は、オージャス（生命素）を高め、体力、知力、記憶力、強精作用を増進し、便通をよくします。牛乳を飲むとお腹がゴロゴロするようなときは、お湯で倍に薄め、生姜粉などのスパイスを加えて飲むと上手に消化されます。

ヨーグルトは、食欲増進、消化力や体力の増強、滋養、強精に役立ちます。ヨーグルトの上澄み液は、便通をつけ、下痢、鼻炎、不眠に有効で、ストレスも軽減させます。ムーング豆のスープ、蜂蜜、ギー、砂糖などと混ぜて食べることがすすめられています。ただし、毎日、続けて食べるのはよくありません。また、ピッタやカパが増えているとき、痔や潰瘍など出血性の疾患があるとき、浮腫があるとき、ヨーグルトは有害になります。ヨーグルトを薄めて作るバターミルク（140～141頁参照）は、ヨーグルトのよい作用が強まったもので消化不良などに有効です。

日本で一般的な有塩のチーズやバターは、アーユルヴェーダではすすめられていません。無塩バターを精製したギーは、あらゆる油脂類のなかでいちばんすぐれたものですが、アーマがあるときには使わない、ギーを食べたあとに冷たいものを飲まない、蜂蜜と同量にはしない、などの注意が必要です。その効果と使い方については80頁を参照してください。

*アーユルヴェーダの教典にはたくさんの医書がありますが、三大医書とは、2000年ほど前に書かれたといわれる『チャラカ サンヒター』、1500年ほど前に書かれたとされる『スシュルタ・サンヒター』、そしてこの2冊の内容を簡潔にまとめた『アシュターンガ・フリダヤ・サンヒター』です。これらの本は書かれた地域や時代が違うので、たがいに矛盾する記述があります。食物の性質をみるときには、さらに『ニガントゥ』と呼ばれる本草書やもう少し時代が下がってからの古典書も加えて多くの検討をしなければなりませんが、本書では『バーヴァプラカーシャ』という古典書と、三大医書のなかの「スートラ・スターナ」と呼ばれる総論篇の情報にかぎりました（ほかに治療篇、身体篇などがありますが、総論篇には一般的な情報が集められています）。また、食物の性質に関する三大医書からの引用元は『チャラカ・サンヒター』総論篇26章と27章、『スシュルタ・サンヒター』総論篇45章と46章、『アシュターンガ・フリダヤ・サンヒター』総論篇5章、6章、8章だけです。

▼穀物

米や麦などの穀類は、収穫したばかりのものは粘液を分泌させて経路を塞ぐ力が強いので消化に重いのですが、時間が経つにつれてその性質は減り、次第に消化、代謝されやすいものに変わっていきます。そのためインドでは、新米よりも古米のほうが人気があり、値段も高くなっています。穀物が消化に重い場合は、炒って軽くしてから炊いてください。発熱、嘔吐、下痢、咳を軽減し、尿、脂肪、カパを減らしてピッタを鎮める、と書かれています。

小麦は、組織再生を早めるので傷や骨折を早く治す力があります。大麦は脂肪を減らすので肥満の人におすすめですが、体の乾燥性を高めてガスを増やします。

豆類のなかでは、緑豆（ムーング豆）がもっとも消化によくて有益です。韓国では、粉にしたものをチジミやお粥にして食べます。米よりも消化に軽いので、消化力が弱っているとき、また腫瘍や傷があるとき、喉や眼に疾患があるとき、粥やスープで食べると最適です。もやしは一般的にすすめられませんが緑豆のものはよいとされています。

ごまは皮膚や髪によく、活力を与えてくれますが、肉や魚との食べあわせはよくありません。野菜でも、ツルムラサキと練りごまの組みあわせはよくないと書かれています。

▼調味料

蜂蜜はカパをとりのぞくので去痰作用があり、目薬としても使われます。酸がでるのをおさえる力が強いので、ピッタを減らし、出血性の疾患や下痢にも効果があります。ただし、熱処理されていないものを選ぶことが必要です（50～51頁参照）。

砂糖は、古典書の時代と現代では精製法が違うため性質が違うかもしれませんが、いちばんよいのは氷砂糖と書かれています。更年期などからくるほてりをクールダウンしてくれる力があります。

塩のなかでいちばんよいのは岩塩です。３つのドーシャをすべて下げてくれます。

植物性の油のなかではごま油がもっとも優秀と古典書に書かれていますが、インドでは、ごま油を食用することはありません。マッサージオイルとして使用すると、ヴァータを下げ、体力増進、食欲増進、記憶力のアップに役立ち、肌にも有益で、痩せたものを太らせ、太ったものを痩せさせると書かれています。

▼**野菜類**

野菜は消化に軽いと考えがちですが、ほうれん草など、葉もの野菜を生で食べると消化に重くなります。また、葉もの野菜には、春菊やレタスなど苦味や渋味をもつものが多いので、あまりたくさん食べないほうがよいとされています。食べすぎるとガスを生み、お腹がはったり、体を冷やしたりするので、古典書には、こうした野菜を食べるときは、油をもちいて調理するか、茹でて絞ってから食べるようにと書かれています。

しかし、私の師匠（インド人アーユルヴェーダ医師サダナンダ・P・サラデシュムク）は、患者さんに、毎日少しだけ、生野菜にオリーブオイルとレモンをかけて食べることが大切だと教えることがあります。現代栄養学では、生のものから酵素をとることが必要だといわれていますが、通じるところがあるのかもしれません。それでも、食べるのは少しです。ボウル一杯のサラダをとるようなことはすすめません。

▼**果物類**

火傷、過剰な喉の渇き、発熱、アルコールのとりすぎなど、ピッタ性の症状には果物がすすめられます。体質的にピッタやヴァータが増えている人にも甘い果物はよいのですが、カパ体質の人には、あまりすすめられません。とくに、咳、風邪、喘息、消化不良のようなカパ性の症状があるときには、バナナ、酸っぱいオレンジ、グアバなどの果物は控えます。果物のいちばん効果的なとり方は、ジュースにして、午後の3～4時くらいに、黒胡椒などのスパイスを少し加えて飲むことです。なかでもブドウは、果物のなかで最上の性質をもつと書かれていて、滋養強壮、強精、強心作用、発熱、眼病、便秘、声枯れ、咳、喘息、火傷、アルコールのとりすぎによいなど、数えきれないほどの効果効能があげられています。ザクロも3つのドーシャを下げるすばらしい果物で、とくに下痢止めに優れた効果があります。リンゴにも便をかためる作用があります。ドライフルーツのなかでは、とくにデイツ（乾燥ナツメヤシ）が推奨されています。砂漠の遊牧民はラクダの乳とデイツだけで生活することができますが、それは、デイツが滋養が高く、疲れを癒し、貧血や虚弱などの改善にも効果があるからでしょう。

▼**スパイス類**

スパイスの多くは消化力をあげる熱い性質をもっているの

で、使いすぎるとピッタを上げたり、乾燥によってヴァータを上げたりすることがあります。しかし、フェンネルは消化促進作用があるのに冷たい性質で、すべてのドーシャを下げるというすぐれた性質があります。ピッタを上げずに消化を促進するので、誰にでもすすめられます。そのため、インドでは食後にフェンネルをそのまま食べる習慣があります。

　スパイスは、料理につかうだけでなく、このようにそのまま食べてもいいし、お茶にして飲んでもいいのです。熱い性質をとりこみたい場合は煎じたり、日本茶のように熱湯で抽出したりして使いますが、冷たい性質を活かしたいときは、水に一晩浸して抽出した液を飲みます（142〜143頁参照）。

【詳しくは〈古典書によるスパイスの効果と使い方一覧〉（78〜79頁）をご覧ください。】

8

体調が悪いときのキッチンファーマシー――症状別対処法

キッチンファーマシー（台所薬局）の使い方

インドでは、お母さんが家族の顔色をみて、ちょっとした病気なら台所にある食べ物で治してしまいます。まさに医食同源です。古典書を紐解けば、ひとつの症状にも、ヴァータ性、ピッタ性、カパ性があり、それぞれに違った原因、違った対応があるのですが、ここでは、私が師匠から直接、教わった方法のなかから、日本でもできそうだと思った症状別のレシピだけを選びました。どれも簡単ですが効果的です。

ただし、こうした家庭療法には限界があります。ちょっとした症状の裏に、大きな病気が隠れていることもあるからです。とくに激しい頭痛は、くも膜下出血など、緊急を要する場合もありますので素人療法に頼りすぎず、病院にいくみきわめが大切です。

また、ここにあげたレシピを実践してもよくならない場合は、別の原因があると考え、かならず病院で相談してください。病院で調べても異常はないのに不調が続くというようなときは、アーユルヴェーダで原因を探り、それにあわせた対応をします。それでも、実際に試すときは皆様の自己責任でお願いいたします。

●軽い風邪や体調不良のとき

とにかく消化に軽いものがよいので、お粥やスープをとるようにします。ムーング豆を使ったお粥は、米のお粥より消化に軽いので、毎日、主食として食べてもよいものです。

養分が水に溶けだしているスープは、消化器官に負担をかけずに吸収されますから、体の回復を早めてくれます。温かいスープは、それ自体が食欲増進剤の役割も果たします。悪化したドーシャを減らし、体の隅々まで栄養をいきわたらせる効果がありますので、痩せている人は太り、太っている人は痩せます。体にエネルギーがでてくるのを実感できると思います。体調不良のときは、野菜や肉のスープを作ってスープの液体だけをポットに入れておき、コーヒーやお茶などを飲むタイミングで飲んでください。

本書に掲載したルビースープ（124頁参照）は私の師匠秘伝のレシピで、排毒効果も高く、ちょっとした体調不良の患者さんをはじめ、癌などの重篤な患者さんにまで処方される、すばらしい効果のあるスープです。

また、免疫力を高めるために、トゥルシー（ホーリーバジル）生葉を蜂蜜と一緒にとると効果があります。

生姜、レモングラス、コリアンダー、ターメリックなどは煎じてお茶にして飲みます。

●頭痛

痛みはヴァータに関連した症状ですが、頭痛はピッタやカパによってもおこります。ヴァータが原因でおきるヴァータ性の頭痛は、寝不足が続いたときに感じるような、後頭部がグァングァンする痛みです。ピッタ性の頭痛は、偏頭痛にみられるように、こめかみがキリキリとしめつけられるような痛さです。カパ性の頭痛は、痛いというよりは、額が重くモヤッと詰まった感じです。ヴァータ性の痛みは温かいお風呂に入ればやわらぎますが、ピッタ性の場合にはかえって悪くなります。

頻繁にピッタ性の頭痛がおきるという人は、酒類や薬、強い香辛料の使いすぎなどで、体に余分な熱をためやすい生活をしていることが多いものです。辛い揚げ物をつまみに強いお酒を飲む、というような食生活を送っているなら、それを変えなければなりません。頭痛がおきたら、氷砂糖を口にいれて涼をとると、スーッと痛みがやわらぎます。ピッタを下げるミルクやギーもおすすめです。

カパ性の頭痛やヴァータ性の頭痛は温めることが薬ですから、熱い生姜湯が役に立ちます。ヴァータ性の場合はそこに甘味を加えた方がいいのですが、カパ性の場合はそのまま飲みます。カパ性の場合には、ヨーグルトやチーズ、バナナ、きゅうりなどをひかえます。

●下痢

食中毒など、体の中に悪いものが入って下している場合は、体が自ら浄化作用を行なっているので、自然にまかせます。薬は必要ありませんが、砂糖と、塩をちょっとだけ入れた水を飲んで脱水を防ぎます。*私がインドで下痢をしたときは、「食べてよいのはザクロとリンゴだけ」と言われました。このふたつの果物には便をかためる力があります。

カップ1杯のバターミルク（ヨーグルト小匙1を100cc程度の水にとかしてよくかきまわしたもの）にクミンパウダーをひとつまみいれて飲むのも効果があります。腹痛をともなう場合は、そこにヒーングを煎ったものと岩塩を加えます。バターミルクがなければ、白湯に生姜粉をひとつまみ入れて溶かしたものが簡単です。

＊現代医学ではＯＲＳ（経口補水塩）をもちいます。1リットルの水に砂糖大さじ4杯半、塩小さじ半分を加えて混ぜたもので代用できます。

●便秘

便秘の原因は、大きくわけると2種類です。乾燥性や不規則性が高まっておきるヴァータ性のものと、消化力が弱くておきるアーマ性のものです。ヴァータ性の便は乾燥してコロコロしていますが、アーマ性のものは、べっとりと粘着質で悪臭がします。

ヴァータ性の場合は、寝る前にギーを小匙1杯いれたホットミルクが役に立ちます。このタイプは、排便を我慢したことによって規則性が乱されることも大きな原因です。しゃべりすぎや夜更かしでもヴァータは上がりますから、行動面からもヴァータを減らす必要があります。体を冷やすことも禁物です。

アーマ性の場合は、バターミルクに岩塩をひとつまみ入れたものを飲むと、消化力をあげて、アーマの解消につながります。

どちらの場合も、夜、寝る前に干しブドウを毎日10～20粒食べると便通がつきやすくなります。温かい白湯をよく飲むことも、２つのタイプに共通の解決法です。

●咳

咳は一般に、痰が喉に絡みついてでることが多いものです。そういう場合はカパによって粘液が増えているので、フルーツをしばらくやめます。ヨーグルトやチーズなど、粘液を増やして体の中の経路をつまらせる働きのあるものも避けます。おすすめなのは、生姜汁小さじ1に蜂蜜小さじ1を混ぜたものを1日2回飲むことです。

また、結核のように、体が消耗している場合にも咳がでます（この場合は痰がからまない空咳）。その場合は、肉のスープなどで滋養を高めます。オイルマッサージも空咳に効きます。

●発熱

アーユルヴェーダでは、熱がでるときは、かならずアーマがあると考えます。つまり、発熱は消化不良によっておきるということです。風邪などの感染症による熱の場合でも、消化不良によってアーマが溜まって免疫力が落ちたと捉え、アーマが根本の問題であると考えます。そのため、体に入れるものは最低限にして、アーマを燃やすことからはじめます。

最近、日本では風邪をひいたら栄養ドリンクを飲ませたりしますが、アーユルヴェーダでは、まったく逆のことをするのです。日本でも昔は、熱がでたら熱い葛湯を飲ませたり、布団をたくさん掛けたりして体を温め、汗を大量にかかせました。発汗させることはアーマを燃やすのに効果的ですから、こちらの方法なら、アーユルヴェーダ的にも理にかなった解熱法といえます。

コリアンダー、クローブ、生姜粉などを煮出したハーブティーを飲むと、アーマが燃えて早く熱が下がります。

●貧血

軽くみられていますが、貧血はとても怖い病気です。血が足りないので臓器を作る筋肉もお粗末になり、病気の基礎を作ってしまうのです。また、ほかの病気によって、貧血がひきおこされていることもあります。まずは病院で検査を受け、貧血の原因を探してください。原因があるなら、それを治すことが第一です。その次に大事なのは食事です。

貧血にいちばんよいのは動物性のスープです。肉は食べても食べなくてもいいので、汁に溶けでた滋養をすることが大切です。水炊きのような鍋物をすることがあったら、スープも捨てずに飲んでください。

ほかにも、牛乳、ごま、ザクロ、ブドウ、ビーツ、デイツ（乾燥ナツメヤシ）、アーマラキー（果実）が有効です。干しブドウなど、弱い下剤作用のあるものを食べて便通をつける、ターメリックの粉をギーと一緒にとる、サフラン入りのミルクを飲むなどもすすめられます。

コーヒー、酸味・塩味・辛味のとりすぎ、体の経路を塞ぎやすいヨーグルトなどは避けてください。

〈秘伝のドライフルーツ・ミルクドリンク〉

貧血によく効く、私の師匠の秘伝の飲み物を紹介しましょう。ドライフルーツを使ったミルクドリンクで、とてもおいしいものです。

夜のうちに、干しいちじく1粒、デイツ2粒、黒干し葡萄10～15粒をカップ1杯の水に浸しておきます。朝、これにミルクを足してミキサーにかけ、鍋で温めて飲みます。

貧血によいだけでなく、ほかにも多くの効果があるドリンクです。体からエネルギーが湧いてくるのが感じられます。一晩水に浸けるのではなく、ドライフルーツが柔らかくなるまで煮て、それをミキサーにかけて作ってもかまいません。

●アトピー性皮膚炎

２０００年前の教典に「アトピー性皮膚炎」という病名はありません。ですが、血液の汚れが原因でおきる〝ラクタ・プラドーシャジャ・ヴィカーラ〟という病気の説明に、よく似た症状が記されています。この病気は、食事が原因の大半をしめています。

避けるべきは、塩味・酸味・辛味のとりすぎ。アルコールやコーヒーなど、強くて熱い性質の飲食物のとりすぎ。食べあわせの悪いものを食べること（牛乳と果物、魚、塩など）。まずは、こうしたことをやめることから始めます。食事としては、緑豆のように消化に軽いもの、苦瓜などの苦い味のものがおすすめです。便秘をしないことも重要です。熱性のあるかゆみには、シャタドゥッタグリタと呼ばれる、ギーを水で練ってペーストにしたものを肌に塗ると、ひんやりして掻きくずさずにすみます。

●リューマチ性関節炎

リューマチはアーユルヴェーダが得意とする病気のひとつで、たくさんの治療法があります。サンスクリット語の病名は「アーマヴァータ」。文字通り、アーマとヴァータがくっついておきます。アーマとヴァータは、重性と軽性、粘着性と乾燥性など、性質が正反対。片方を減らそうとすれば、もう片方が増えてしまうのでやっかいです。でも、どちらも熱には弱いという共通点があります。そのため、消化力をあげ、体を温め、アーマを燃やすことが治療になります。

避けるべきものは、アイス、ヨーグルト、揚げ物、魚、発酵食品など、消化に重くアーマを作りやすいもの。冷たいものも厳禁です。また、食事の量を必要以上に多くとること、空腹ではないのに食べること、食べあわせの悪さも消化不良を招き、アーマを増やします。

消化力を損なう夜更かしや、食後すぐの運動も避けます。ごはんは消化に軽くなるように、米を軽く煎ってから炊きます。アーマを燃やしやすいように、調理するときは生姜やニンニクを使ってアグニを強めるなどの工夫が必要です。毎晩、寝る前にヒマシ油小さじ1杯を、生姜のスライスを煎じた生姜茶で飲みくだすと、毒素の排出を手伝って手足のこわばりが軽くなります。

●生理痛・更年期障害

女性は、生理の前にピッタが上がるので、イライラしたりニキビがでたりします。生理中はヴァータが上がるので痛みがでて、生理の後はカパが上がるので、皮膚もしっとりして落ち着きます。生理痛が酷い場合には、生理の何日か前から軟下剤を飲んで、便秘を解消しておくと、あまりヴァータを上げずにすむので痛みがやわらぎます。それでも生理痛になったら、小さじ半分くらいのシナモンの粉をぬるま湯で飲むか、アジョワンのお茶を飲むことが助けになるかもしれません。更年期障害も、やはりヴァータとピッタが乱れることから起きる症状です。しかし、ホルモンバランスの崩れが原因なので、ホルモンに働きかける効果のあるものをとらなければ、あまり大きな改善はのぞめません。たとえば、薔薇《ばら》の花でつくられたグルカンドというジャム剤には、その効果があります。

〈花も薬にかえられる――薔薇の花のグルカンド〉

薔薇の花にはとても強い冷性があり、薔薇の花からとった香水は、インドでは薬事法で精神安定薬として認定されています。女性ホルモンに働きかける作用もあるので、更年期でホットフラッシュや鬱などの症状があるときは、とてもよい薬となります。

薬の作り方としていちばん簡単なのは、花びらを水につけて成分を抽出し、冷浸剤を作ることです。薔薇の花びらにハサミで数条の切り込みをいれ、一晩水につけるだけ。翌朝、その水を飲みます。これならどこの台所でもできますが、残念ながら園芸種の薔薇では効果がありません。アーユルヴェーダで薬として使うのはRosa Centifolia, Linneという八重咲きのピンクの薔薇で、日本で「庚申薔薇《こうしんばら》」と呼ばれる種類がこれに近い香りがします。

インドでは、この薔薇の花びらから「グルカンド」というジャム薬を作ります。ジャムといっても、冷たい性質をとりこむために、火にかけないで作ります。瓶の底に氷砂糖をしきつめ、摘みたての花びらを入れます。その上からまた氷砂糖を入れ、さらに花びらを入れ、そうやって何層にもしていきます。それを瓶ごと太陽の光にあてると、溶けた氷砂糖が花びらの中の成分を浸透圧で吸いだし、甘いジャム状の薬が完成します。火を通さないので花びらの食感が口に残ってモソモソしますが、それが本物のグルカンドの印なのです。クールダウンの力が強いので、夏場の強壮剤として、また、生理痛がきついときや、あせもや扁桃腺などの炎症にも効果があります。この薬を食べると口の中に薔薇の花のよい香りが広がって、ゴージャスな気持ちになれます。グルカンドはアーユルヴェーダショップなどで手に入ります。

*

このように、症状の原因となっているドーシャさえみきわめることができれば、ちょっとしたハーブやスパイスや食品で、多くの不調を軽くすることができます。不必要に薬やお金を使わず、自然の知恵で体を守る、それがアーユルヴェーダの台所薬局、キッチンファーマシーなのです。

あとがき

3年間、あたため育て、佐藤真紀子と私（香取薫）が、ともに成長しながら作りあげたこの本を、ようやく世に送り出すことができました。

はじめてアーユルヴェーダを生活に取り入れたいと思った人が、正しく、しかも、わかりやすくアーユルヴェーダを学べる本。何をどのように食べたら良いかがすぐにわかり、しかも作りやすいレシピがきちんと紹介されている本。アーユルヴェーダを実践するすべての人に、使い倒してもらえる本。それが本書！私たちがずっと作りたかった本です。小さなことでも、確かでないことは食い下がって調べ、ときにはインドにいるドクターに相談し、意見を出しあい、最善をさぐり、ようやくこうして完成いたしました。

本書を作った私たちに共通の願いは、アーユルヴェーダですべての人に幸せを運びたいということです。理論だけにしばられるのはつらい。具体的にどうすればいいかがわからなくては役に立たない。ハードルが高くては続かない。おいしくなければ我慢が重なって楽しくない。そのようなことに配慮しつつ、多くの方に、正しく楽しくアーユルヴェーダを実践してもらうにはどうしたらいいか、知恵を絞りました。

佐藤真紀子は、アーユルヴェーダを学業として学び、名医サダナンダ・サラデシュムク氏に師事。通訳をしながら、教科書では学べないアーユルヴェーダ治療の実際や症例と数多く接してきました。インドの治療施設に足を運んだことも数知れず。日本のアーユルヴェーダ・クリニックでも、セラピストとして施術を担当。日本で催される学会では、来日するドクターたちの発表を常にサポートし、長年、重要な役割を果たしてきました。実際の「生きた診療」とはどういうものか、どのような症例にどのような対処が適切か、特に日本人にはどんなアドバイスが必要なのかを、しっかり見通せる数少ない一人です。

私、香取は、日本でインド料理を教える仕事を始めて20年になりますが、インドの家庭料理が実は薬膳で、スパイスがキッチンファーマシーの役割を果たしていることを伝えたくて、数年前よりアーユルヴェーダを学び始めました。「風邪をひいたときは、これを食べると良い」という程度にとどまることなく、その根拠もあわせて理解し、それをまた多くの人に伝えていきたいと思ったからです。

私が知りたかったことの答えは、すべてアーユルヴェーダのなかにありました。そしてアーユルヴェーダは医学というよりは、人生を幸せに生きるための智慧であり、科学であることを知ったのです。

健康であることは幸せなことです。そして、健康であるために一番大切なものは「食」なのです。編集をすすめるなかで起こった東日本大震災――。その経験を通して、私は飽食の時代の終焉を実感しました。贅沢の象徴であるかのような飽食の代わりに求められるものは、無駄を出さずにシンプルに食べるだけでなく、身体のことを考えた、医食同源としての食事ではないでしょうか。

おなじ食べるなら、それが本当に、その人の身体のためになるものであってほしい。そのためには、なにをいつ、どのように食べればいいのか。そのような知識が、万人に求められる時代がやって来たのです。必要なものを必要なだけ、感謝して食べる。私たちが忘れていた食の基本を教えてくれるもの、それこそがまさにアーユルヴェーダであると、本書をお読みになれば理解していただけるでしょう。

時代のなかで私たちが得た仏教の精神文化と同じく、インドの智慧の源とも集大成とも言えるヴェーダから学び得ることは、計り知れなく大きなものです。ヴェーダのなかでも生命にかかわる「アーユルヴェーダ」こそ、これからの私たちに大きなヒントを与え、道を示してくれるものであると信じます。
最後になりますが、納得がゆくまで議論を重ねたために遅筆になった私たちにお付き合いくださった、径書房の山田裕子さんと原田純社長に心から感謝いたします。

インド・スパイス料理研究家
香取　薫

▶お店紹介

スパイス／ハーブ／食材

Ⓐカレースパイスネット（スパイス／食材全般）
http://www.curry-spice.net/

Ⓑ大津屋商店（スパイス／食材全般）
http://www.ohtsuya.com/
東京都台東区上野4-6-13
☎03-3834-4077

Ⓒアンビカショップ（スパイス／食材全般／生カレーリーフ）
http://www.ambikajapan.com/
東京都台東区蔵前3-19-2 アンビカハウス
☎03-6908-8077
※生カレーリーフは7月中旬～11月の期間のみ入荷

Ⓓもだま工房（トゥルシー茶、つぼくさ茶）
沖縄県石垣市名蔵243
burahumi@yahoo.co.jp
http://tubokusa.com/

アーユルヴェーダ総合ショップ

Ⓔ燦燈舎（Santosha）（ハーブ／スパイス／オイル／施術用具／書籍）
http://santosha.me/

アーユルヴェーダ用品

Ⓕマハラジャロード（ハーブ／オイル／雑貨／化粧品）
http://maharajaroad.com/

Ⓖアートビーング（ハーブ／オイル／雑貨／化粧品）
http://artbeing.com/

アーユルヴェーダ医師がいるクリニック

Ⓗハタイクリニック
http://www.hatai-clinic.com/
東京都目黒区中町2-47-22 統合医療ビル
☎03-3719-8598

アーユルヴェーダコースがある料理教室

Ⓘキッチンスタジオ ペイズリー
http://www.curry-spice.jp/
東京都三鷹市井口3-11-44
☎0422-34-8544

アーユルヴェーダ・スクール

Ⓙ日本アーユルヴェーダ・スクール
http://ayv-school.com/
東京都中央区日本橋堀留町2-6-6
ライフサイエンスビル10F・11F
☎03-3662-1384

ⓀSatvikアーユルヴェーダ・スクール
http://satvik.jp/
神奈川県川崎市宮前区宮崎1-12-25-102
☎090-8559-2708

Ⓛ大阪アーユルヴェーダ研究所
http://www.e-ayurveda.com/
大阪市淀川区西中島4-7-12-501
☎06-6305-0102

▼**出典リスト**

『アーユルヴェーダ ススルタ大医典』 伊東弥恵治＝原訳 鈴木正夫＝補訳 人間と歴史社
『アーユルヴェーダ 日常と季節の過ごし方』 V・B・アタヴァレー＝著 稲村晃江＝訳 平河出版社
『アーユルヴェーダ研究』 アーユルヴェーダ学会刊
『アーユルヴェーダ入門』 クリシュナ・U・K＝著 東方出版
『アーユルヴェーダの強壮学』 クリシュナ・U・K＝著 H&I
『アーユルヴェーダのハーブ医学』 デイビッド・フローリー／ヴァサント・ラッド＝著 上馬場和夫＝監修・編著 出帆新社
『大いなる生命学 アーユルヴェーダの精髄』 青山圭秀＝著 三五館
『現代に生きるアーユルヴェーダ インド伝承医学の日常実践法』 ヴァサント・ラッド＝著 上馬場和夫＝訳 幡井勉＝監修 平河出版社
『古代インド医学』 P・クトムビア著 幡井勉／坂本守正＝訳 出版科学総合研究所
『シャーンティ・マールガ』 アーユルヴェーダ学会刊
『寿命の科学 アーユルヴェーダ』 稲村晃江＝著 主婦と生活社
『チャラカの食卓 二千年前のインド料理』 伊藤武／香取薫＝著 出帆新社
『チャラカ本集 総論篇』 日本アーユルヴェーダ学会＝翻訳 せせらぎ出版
『入門アーユルヴェーダ』 B・ダス＋M・ジュニアス アーユルヴェーダ研究会＝監修 幡井勉／上馬場和夫／高橋澄子／足立卓郎／中川和也＝訳 平河出版社
Prof.K.R.Srikantha Murthy, *Astanga Hrdayam*. Chowkhamba Krishnadas Academy
P.V.Sharma, *Caraka Samhita*. Chaukhambha Orientalia
Arya Vaidya Sala, *Indian Medicinal Plants:A compendium of 500 Species* (Vol.1~5). Oriental BlackSwan
Monisha Bharadwaj, *INDIAN PANTRY*. Kyle Cathie Limited
A.G.Mathew, *INDIAN SPICES*. Salim Pushpanath Dee Bee Info Publications
Vaidya Bhagwan Dash, *Materia Medica of Ayurveda based on Madanapala's nighantu*. B.Jain Publishers (P) Ltd.
K.L.Bhishagrantna, *Sushruta Samhita*. Chowkhamba Sanskrit Series Office.
Government of India Ministry of health and family welfare department of Indian systems of medicine & homoeopathy New Delhi. *The Ayurvedic formulary of India*. Controller of Publications
The Herbs of Ayurveda. Compiled by Ashok Sheth
National Institute of Science Communication, *The Treatise on Indian Medicinal Plants*. Publications & Information Directorate

香取 薫
Kaoru Katori

1962年生まれ。インド・スパイス料理研究家。キッチンスタジオペイズリー主宰。
1985年に訪れたインドでスパイス料理に魅せられ、さまざまな地方の主婦たちから本場のインド家庭料理を習う。帰国後、日本の気候や日本人の味覚にあう健康的なスパイス使いを研究。スパイスの普及とインド文化の紹介に取り組む。1992年、料理教室を開設。数多くのインド料理店店主、料理インストラクターを輩出。日本アーユルヴェーダ学会評議員。日本香辛料研究会会員。著書に『5つのスパイスだけで作れる! はじめてのインド家庭料理』（講談社）、『家庭で作れるスリランカのカレーとスパイス料理』（河出書房新社）、『アーユルヴェーダカフェ』（地球丸）など多数。

佐藤真紀子
Makiko Sato

1962年生まれ。Satvikアーユルヴェーダスクール代表。国際基督教大学卒業後、欧州・中東などの滞在を経て、ニュースステーション、サンデーモーニングなど多数の報道番組に参画。1998年、アーユルヴェーダの師であるDr.Sadananda Prabhakar Sardeshmukh博士に出会う。以来、数千人の診療に立ちあい臨床経験を重ねる。日本アーユルヴェーダスクール専門科コース、大阪アーユルヴェーダ研究所薬理学コース卒業。現在も毎年インド各地の病院で研修を続けている。アーユルヴェーダをとりいれている医療機関ハタイクリニックでセラピストとして治療にもあたっている。アーユルヴェーダ専門の通訳としても活躍。日本アーユルヴェーダ学会評議員。

アーユルヴェーダ食事法 理論とレシピ
食事で変わる心と体
2012年08月02日 第1刷発行

著者
香取 薫／佐藤真紀子
写真
新井由己
イラスト
猪熊祐子
発行
株式会社 径（こみち）書房
東京都新宿区南元町11-3 郵便番号160-0012
TEL.03-3350-5571 FAX.03-3350-5572
編集
原田 純／山田裕子
印刷
明和印刷株式会社
製本
株式会社 積信堂

 ISBN978-4-7705-0214-8

協力
荻原養蜂園 http://www.ogihara832.co.jp/ ☎0267-46-5012
藤原養蜂場 http://www.fujiwara-yoho.co.jp/ ☎019-624-3001
AWABEES http://www.awabees.com/ ☎03-5786-1600